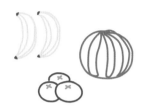

la PROSTATE
on en parle

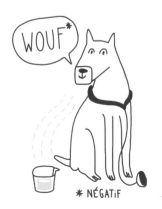

WOUF*

* NÉGATIF

U0311572

后浪

[法] 弗朗索瓦·德格朗尚　著
François Desgrandchamps

[法] 美乐蒂·邓杜尔克　绘
Mélody Denturck

文竹　译

拯救如坐针毡的男人

la
PROSTATE
on en parle

四川科学技术出版社

谨以此书献给

我的泌尿外科学恩师——阿兰·勒·杜克教授，

以及我所有的病人，他们教会我太多。

注意
本书不能替代专业医疗护理和医嘱。

目 录

前列腺，不能说的秘密 ·· 1

自我测评 ·· 2

重要的前列腺 ·· 4

前列腺是男性的G点吗 ·· 16

第一部分 前列腺增生症

前列腺增生的后果 ·· 20

尿急怎么办 ·· 28

你了解直肠指检吗 ·· 35

泌尿系统问题和性功能障碍：相伴相生 ······························ 36

医生，我的前列腺增生问题严重吗 ···································· 39

治疗之前先观察 ·· 43

注意生活习惯 ·· 47

前列腺，身体健康晴雨表 ·· 50

植物药可以用于治疗前列腺疾病吗 ·································· 55

为什么要吃药 ·· 57

药物治疗 ·· 68

手术治疗 ·· 71

激光与前列腺 ·· 76

第二部分　前列腺癌

前列腺癌，男性的噩梦·································· 86
　PSA水平检测·································· 93
前列腺癌诊断需要谨慎和理性·················· 96
　前列腺癌格利森评分系统·················· 101
我的病严重吗·································· 102
勇于接受，积极治疗·························· 109
　一些病人的心里话·························· 114
低风险前列腺癌，主动监测足矣·············· 120
　劳伦斯·克洛茨——前列腺癌主动监测的先驱·········· 123
局部癌症的对策······························ 124
　手术机器人································ 127
　如何在术后保持令人满意的性生活··········· 136
癌症扩散或转移怎么办························ 142
内分泌治疗的不良反应························ 152

第三部分　预防重于治疗

运动能解决所有问题吗························ 164
饮食的注意事项······························ 166
　吃蔬菜对战胜前列腺癌有帮助吗············· 171
　食　谱····································· 173
应该使用补充剂吗····························· 177
　膳食补充剂使用建议························· 181
　性生活频繁有利于前列腺健康吗············· 182

第四部分　前列腺炎

前列腺"着火" ···································· 186

　按摩疗法有用吗 ································ 191

结　语 ·· 196

　参考文献 ······································ 198

前列腺，不能说的秘密

　　每当一个 50 岁以上的男人出现在我的视野里，我就想知道他的前列腺是否有问题。

—— 塔哈·本·杰隆《切除术》

　　那是一个夏天的夜晚，我在比亚里茨与朋友们共进晚餐，朋友重聚的气氛非常愉悦，而我作为一名泌尿外科医生，自然而然谈到了前列腺，毕竟这就是我的日常工作。这是一个同假日晚宴格格不入的话题，而且比起海浪和冲浪，它显得有些突兀。我问起周围的女性朋友，前列腺对她们来说意味着什么，其中一位 30 多岁的女士立即用了然的语气回答我："有前列腺疾病就意味着不能再做爱了。"另一位更年长的女士在沉默了一分钟之后，终于开口道："我丈夫去年因为前列腺疾病去世了。"男士们对这种暴露他们隐私的话题感到尴尬，起初都保持沉默，但随后也加入了讨论。其中一个人每晚要起夜三次，白天憋尿也有点困难；另一个人表示很担心，因为他被告知需要做前列腺手术。

　　前列腺到底是什么？它只是关乎性、羞耻、恐惧和死亡的一个私密腺体吗？在这本书里，我将同读者朋友们分享我对于治疗前列腺的一些经验，向大家介绍什么是前列腺、前列腺可能发生的疾病，以及如何避免这些疾病等。

弗朗索瓦·德格朗尚

自我测评

国际前列腺症状评分（IPSS）是正式的、世界通用的评估男性泌尿系统问题及其相关症状的评分。2000年6月，世界卫生组织（WHO）在巴黎召开了一次国际会议，该评分系统得以推广到全世界。

IPSS 表

过去一个月里，你是否有以下症状？	没有	5次中少于1次	3次中有1次	2次中有1次	3次中有2次	几乎每次	症状评分
1. 是否经常有尿不尽感？	0	1	2	3	4	5	
2. 两次排尿间隔是否经常短于两小时？	0	1	2	3	4	5	
3. 是否曾经有间断性排尿？	0	1	2	3	4	5	
4. 是否经常有憋尿困难？	0	1	2	3	4	5	
5. 是否有尿线变细现象？	0	1	2	3	4	5	
6. 是否经常需要用力、使劲才能开始排尿？	0	1	2	3	4	5	
7. 从入睡到早起一般需要起来排尿几次？	0	1	2	3	4	5	

得分评估：总分0~35分，如果总分小于7，说明你的前列腺非常健康，泌尿系统几乎没有问题；总分在8至19之间为中度症状；总分在20至35之间为重度症状。该评分系统根据病人的排尿症状来确定病人病情的严重程度。总分超过7，就应该去看医生了。注意，总分低于7并不意味着没有患前列腺癌的概率（见第91~92页）。前列腺癌的筛查要通过检测前列腺特异性抗原（PSA）水平来确定。

总分

与排尿症状有关的生活质量评分表

	非常满意	满意	还算满意	凑合	不太满意	苦恼	很糟	总分
如果在你今后的生活中，始终伴有现在的排尿症状，你认为如何？	0	1	2	3	4	5	6	

如果你的这项评分不是0或1，那么你就需要去看医生了。有许多方法可以治疗泌尿系统疾病，本书的内容就是对于这方面的科普知识。另外还有一种自我评估的方法，见下页。

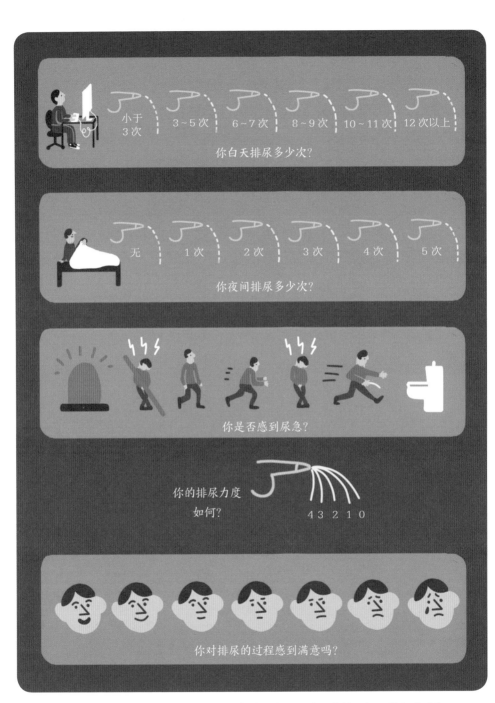

如果你白天排尿不超过 6 次，起夜不超过 1 次，这是正常的；如果你经常尿急则是不正常的；排尿力度应该是 0 级或 1 级；排尿应该是一种享受。

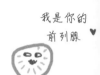

重要的前列腺

前列腺是男性的一个腺体，对男性生殖至关重要。但前列腺本身并不产生或储存精子，它只分泌精浆的一部分，精浆与精子结合形成精液。前列腺液中含有锌和柠檬酸，具有抗菌作用，前列腺上皮细胞还会合成前列腺特异性抗原（PSA），能够在射精后帮助凝胶状态的精液液化，使精子可以充分活动，从而更顺利地同卵子相遇、结合。

曲折的命名史

法语中表示前列腺的单词"prostate"在词源上来自希腊语"prostates"。这个希腊词由"pro"（前面）、"sta"（站立）和后缀"tes"组成（字面意思是站在前面的人），指领导者、总统、保护者、监护人。这个词在希腊语中完全不是一个医学术语。后来，由这个希腊语的词根产生了拉丁语动词"prostare"，现在法语中的"prostitué(e)"（卖淫者）和"prostitution"（卖淫）两个词就来源于此。

与此同时，在古希腊语中，用来指代生育相关要素的词语是"parastates"，也就是男性生殖系统的睾丸和附睾等。后

睾丸

来，公元前 300 年，亚历山大城的希罗菲卢斯[①]第一次描述前列腺时，将其命名为"parastatai adenoides"，字面意思是"腺体助手"，也就是帮助生殖的腺体。

那么在法语中，既然"prostate"和其词源"prostates"的本义"领导者"毫不相关，为什么要用这个词来指代前列腺，而不用更贴切的"parastates"一词呢？这仅仅是因为中世纪

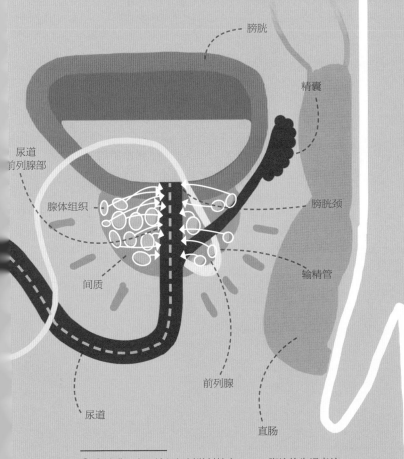

膀胱

精囊

尿道
前列腺部

腺体组织

膀胱颈

间质

输精管

尿道

前列腺

直肠

① 古希腊医生，神经解剖学创始人。——脚注均为译者注

两个偶然的错误。2009 年，科隆大学医学史研究所的马克思教授和卡伦伯格教授发现和报告了这两个错误，并在著名的医学杂志《前列腺》（*The Prostate*）上发表了一篇长篇分析文章。第一个错误：1600 年，法国解剖学家安德烈·杜·劳伦斯将前列腺描述为"位于膀胱下的一个腺体，收集并保存精液"，还将其命名为"prostate"而非"parastatai"。第二个错误：安德烈将该词确定为一个阴性名词，而"parastatai"却是阳性的。

前列腺的解剖结构

前列腺是一个腺体，与人体的所有其他腺体一样，它由两部分组成。

- **一部分是腺体组织本身**，其功能是产生前列腺液；而前列腺是由上百个小腺体共同组成的。
- **另一部分是一种起支撑作用的物质**，称为**间质**，它包围着这些小腺体。间质由纤维组织和肌肉组织组成，前者将毛细血管、动脉和静脉有序分隔包围起来，保证了血液循环畅通，后者则在射精时通过收缩使精液排出，类似挤压海绵的动作。间质是前列腺的一个重要组成部分，其中肌肉组织占前列腺体积的大约四分之一。

两种最常见的前列腺疾病分别发生于这两个部分：多发于腺体组织的前列腺癌，以及多发于间质的前列腺增生症。

前列腺增生症和前列腺癌是不同的疾病。增生症是良性的，不是癌前疾病。

阴茎不是骨骼，前列腺有部分是肌肉

据说，亨利四世有相当长的时间认为自己的阴茎"是一块骨头"。这显然是他的一种低俗幽默，毕竟男人的阴茎里没有骨头。但是，前列腺中确实有肌肉，它可以让前列腺在射精时像海绵一样收缩，从而使精液射出。

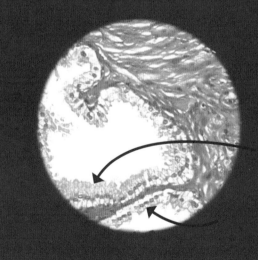

这是前列腺在显微镜下的切面图。

腺体形成腔体，内含其分泌的液体。

肌肉包围着腺体，其收缩会将精液向外排出。

前列腺：随呼吸和膀胱发生位移

前列腺的位置不是固定不动的，它会随着呼吸以及膀胱和直肠的充盈度变化而轻微移动（最多**3毫米**的位移）。这就是通过正骨疗法治疗前列腺疾病的理论基础之一：让前列腺重新恢复正常活动。

前列腺紧贴在膀胱下面。尿液从膀胱流出，必须穿过前列腺：前列腺是一个中空的腺体，尿道从中间穿过（见第5页）。在射精时，前列腺的所有小腺体分泌的前列腺液都直接流入尿道。当出现泌尿系统感染时，致病菌很容易由此向上感染前列腺，导致前列腺炎。

正常情况下，**前列腺很小**，约20立方厘米（约20克重，1立方厘米前列腺的重量约为1克）。但是，随着年龄的增长，前列腺的体积也会增大，这种现象相当常见，因为男性患前列腺增生的比例随年龄的增长而增大：50%的50岁男性有前列腺增生的问题，60%的60岁男性有该问题，70%的70岁男性面临该问题，以此类推。随着年龄的增长，男性患上前列腺增生是常见现象，反之，

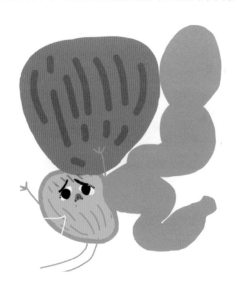

男性在 75 岁时没有出现前列腺增生的情况倒是很少见。

在大多数情况下（更准确地说是 80% 的病例），**前列腺增生是不易察觉的**：因为如果增生没有导致前列腺中心的尿道变窄，就不会出现不适症状。

前列腺：精液在此形成和排出

在射精之前，前列腺液、精子和精囊液在前列腺中混合并形成精液（前列腺收缩排出精液：前列腺的四分之一都是肌肉，肌肉收缩使腺体内的精液排出）。同时，前列腺上方的膀胱颈呈关闭状态，以防止液体回流到膀胱内。然后，通过盆底肌和阴茎根部周围的球海绵体肌的节律性收缩来喷出精液。

精液的量和组成：健康成年男性一次射精 2～5 毫升不等，因禁欲时间而异；每禁欲一天，精液量增加 0.4 毫升。精液由精子（10%）、前列腺液（10%）和精囊液等（80%）组成。

10%	精子	于睾丸中产生，储存在附睾内：每毫升精液中有 2 000 万到 1 亿个精子
10%	前列腺液	富含酸性磷酸酶、柠檬酸和 PSA
80%	精囊液等	富含果糖

PSA：精液过敏的罪魁祸首

精液过敏并不常见，但也绝不罕见。在精液射入阴道后或随后一小时内，部分女性会出现局部发红和瘙痒、外阴和阴道灼痛等症状，有时还会出现全身症状：皮疹、呼吸道症状，如鼻塞，甚至哮喘。这是因为部分女性对精液中的 PSA 过敏。这种过敏可以通过脱敏治疗来解决。

什么是正常射精

射精分为两个连续进行的步骤，在几秒钟内完成。首先是移精阶段，在此期间，所有来自精囊、附睾（储存精子的地方）和前列腺的分泌物在前列腺的尿道内相遇；其次是排射阶段，盆底肌，特别是环绕阴茎根部的球海绵体肌，进行有节律的收缩，迫使精液沿尿道排出。精液排出时，尿道括约肌要处于开放状态，而位于前列腺上方的膀胱颈应处于关闭状态。

在交感神经系统和副交感神经系统的控制下，这两个步骤同步进行，不受意识控制。如果射精时膀胱颈未能关闭（该情况容易发生在前列腺增生症手术后），精液将被推向膀胱，这被称为逆行射精。精液一旦进入膀胱就会与尿液混合，但这种情况不会对膀胱造成任何损伤，精液会随尿液一起排出。

上述情况与不射精症是不同的。不射精症与逆行射精的共同点是性高潮时没有精液排出，但不同点是不射精症的膀胱中没有精液，因为根本没有精液产生。这种情况常发生在因癌症完全切除前列腺后，以及服用某些治疗前列腺增生症的药物（坦索罗辛或西洛多辛）后，这些药物作用于肌肉，使肌肉无法收缩。

事实上，无论是逆行射精还是不射精症，结果都是一样的，病人在射精过程中都没有精液排出。当一对夫妇正在备孕时，如果丈夫需要做前列腺手术，可能的话，可以将手术推迟到妻子怀孕之后进行，由于男性术后一段时间内不会再排出精液，因此无法使女性受孕。

注意，在逆行射精的情况下，仍可能有少量精液排出，所以逆行射精仍存在一定的受孕概率。

正常的射精量取决于两次射精之间的禁欲期长短和男性的年龄。2012 年，对丹麦哥本哈根 4 867 名青年男性（平均年龄 19 岁，在服兵役期间的体检中会建议捐献精液）的精液分析再次表明，一般男性的正常精液量为 1.3～6.3 毫升，中位数为 3.3 毫升，取决于捐献者自身情况和禁欲期长短。禁欲 3 天会使精液量增加。根据 WHO 的说法，男性正常的精液量应该多于 1.5 毫升，但不超过 8 毫升。

射精量：年龄和季节的影响

随着年龄的增长，精子的数量会减少：在 50～54 岁的男性中，有 3% 的人精子数量会开始减少，而在 70～78 岁的男性中，超过三分之一的人会面临该问题，这主要是由于前列腺增生造成的。由于前列腺体积增大，将前列腺液输送到尿道的管道被压迫；而膀胱颈被撑开，导致其关闭不良。这两个原因会导致射精量减少，射精力度降低。因此，由于前列腺增生产生泌尿系统问题的人群非常容易出现射精障碍。

一项大规模的国际研究推动了现代医学对于该领域的认识。该研究邀请了来自七个不同国家（美国、英国、法国、德国、荷兰、意大利和西班牙）的 12 815 名年龄在 50～80 岁的男性填写了两份调查问卷：一份的目的是了解他们是否有泌尿系统问题；另一份的目的是了解他们的性生活状况。这些人都是由市场调研公司益普索（IPSOS）挑选出来的，以确保他们对自己国家的情况有足够的代表性。

当对两份问卷的回答进行交叉对比后，结果很明显，前列腺问题会影响射精。受到前列腺增生困扰的男性射精力度较小，射精量少。研究表明，77.9% 有泌尿系统问题的男性射精力度较小，精液喷射力较弱；还有 74.4% 有泌尿系统问题的男性射精量较少。实际上，泌尿系统症状越严重，射精就越不理想，有严重前列腺梗阻问题的男性常常表现为"流口水"式的射精，没有力度，而且往往每次只能排出几滴精液。

这应该就是为什么深受前列腺增生之苦的男性，鲜少因为前列腺手术可能会导致逆行射精而拒绝手术（内镜切除术或腺体切除术）。他们的射精情况已经非常糟糕，因此前列腺手术的并发症对他们来说不值一提。

⚷ 男性也有阴道吗

前列腺小囊又被称为"男性阴道"。在受精后的第 9 周和第 10 周，胚胎根据遗传性别进行分化。对于男性胚胎，从女性生殖器官（子宫、输卵管、阴道）起源的结构虽然退化，但其中有两个并没有完全消失：前列腺小囊——一个微小的、萎缩的"阴道"，以及睾丸附件——附在两个睾丸表面的小结节，相当于输卵管的胚胎发育"遗迹"。

前列腺小囊算是一个微小、残存的男性阴道，位于前列腺的中部。它是一个 10～12 毫米的小盲囊，覆盖着一层黏膜，与阴道相似，目前没有任何已知的功能。前列腺小囊开口于尿道前列腺部、前列腺尿道嵴中部隆起的精阜中央。精阜相当于女性处女膜的胚胎发育"遗迹"。

对于外科医生来说，这个结构在内镜下清晰可见，可以作为一个非常有用的标志，因为它能标示出前列腺底部的位置。因此在进行前列腺内镜切除术时，不能超过这个界限，否则可能损害位于稍低处的尿道括约肌。

女性也有前列腺吗

"女性前列腺"是解剖学家米兰·扎维契奇教授（来自斯洛伐克的布拉迪斯拉发市）完成的一项伟大探索。他认为，女性尿道周围的小腺体（斯基恩氏腺）只是尿道周围丛生的微观组织的较为明显的一部分，代表着女性未发育的前列腺的"遗迹"。为了得出这一结论，扎维契奇解剖了 150 名女性的尸体，对她们的尿道进行了冷冻和切片。他还将蜡加压注入相同条件下收集的几个女性尿道里。

结论很明确，注入的蜡进入了多个直接开口于尿道的小管道（肉眼不可见），这表明尿道周围存在多个小腺管。冷冻切片的显微镜检结果显示，尿道周围的组织是由分泌 PSA 的细胞组成的，而 PSA 是男性前列腺细胞分泌的物质。因此，我们可以得出答案，女性也有前列腺，但是未发育，属于痕迹器官（指失去功能，在发育中退化，只留残迹的器官）。

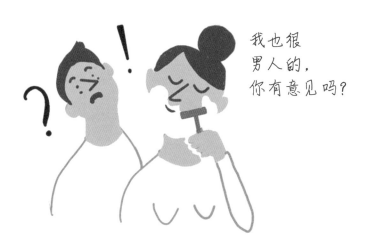

我也很
男人的，
你有意见吗？

女性也能射精吗

女性残存的前列腺可以解释为什么她们可以射精。"女性可以像男性一样射精",这引起了巨大争议。"女性射精"不是女性在高潮期间通过收缩膀胱排出尿液,而是由这个残存的前列腺产生一种特殊的分泌物,量非常小。这种分泌物富含 PSA,也许就是古代印度文献中所说的"爱液"。这种现象在 10%～70% 的妇女中都能观察到。

2007 年,维也纳的一个由泌尿外科医生和妇科医生组成的团队报告了两个后来被广为引用的案例。报告显示,两位年龄分别为 44 岁和 45 岁的妇女在高潮时会喷射出液体。通过超声成像,该团队还发现在这两名妇女的尿道周围有腺体组织,这也证实了女性身上有残存的前列腺。在这两个案例中,精密的内镜分析发现女性尿道内有小的管道口,最重要的是,对通过手淫获得的性高潮时排出的液体进行生化分析,发现它与尿液有很大不同,却具有与精液相同的特征。

根据这些医生的说法,女性射精可以比我们想象的更频繁,如果我们愿意想象的话!

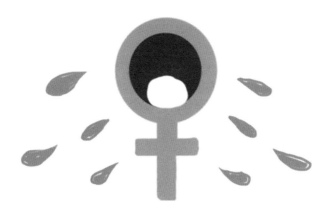

前列腺是
男性的 G 点吗

在回答这个问题之前，有必要思考女性 G 点是否存在的问题——这个问题至今没有定论。

这到底是怎么回事呢？故事要从 1950 年 2 月说起，纽约妇科医生恩斯特·格拉夫伯格（Ernst Grafenberg）博士发表了一篇文章（G 点的"G"就来源于此），他在文章中说："女性身体的所有部位都能够产生性反应，并且需要伴侣去找到能够激起性欲的部位。"他还称，这一说法已经由他自己的实践经验所证实"这一点我可以通过自己对无数女性的经验来证实"——"沿着尿道的阴道前壁是一个始终存在的情欲区，需要伴侣去找到能够激起性欲的具体部位"。这与循证医学的理念相去甚远，但"G 点"还是就此正式诞生了。它位于阴道前壁，在外阴上方几厘米的地方。然而，在解剖学界，阴道前壁是否存在 G 点的争议延续了 75 年。G 点的具体位置可能因人而异，按压它就会引发性高潮的说法也存在争议。

G 点可能存在，其依据是皮卡迪大学的一组解剖病理学家在 2013 年马赛举行的解剖学家大会上公布的实验结果，该结果随后发表在这次会议的通讯上。这些研究人员详细研究了七具新鲜尸体的阴道，发现"在阴道壁上有一个淡红色的圆形区域，经测量，其大小为 16 毫米 ×14 毫米，类似于一个钉床，这个区域出现在距离处女膜 54 毫米的范围内"。在这个结构中，研究人员发现了大量的神经末梢，表明这个区域是一个非常敏感的地方，他们还发现了一些腺管，应该属于女性残存的前列腺组织。该解剖区域与前列腺在男性体内的位置非常吻合，二者之间的平行关系是很有意思的。但是，解剖学研究表明，在前列腺中没有任何特殊部分显示存在一个富含神经末梢的特别敏感的区域，直肠前壁也没有这样的区域。尽管如此，如果在谷歌输入"G 点，男人"或"G 点，前列腺"，搜索结果还是有上百万条，介绍了通过各种技术和用品来刺激男性 G 点、达到性高潮。

我们可以得出结论，即使女性的 G 点在解剖学上可能存在，但对于男性来说也是无稽之谈，而前列腺更是与此毫无关联。

第一部分

前列腺增生症

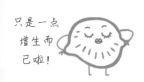

只是一点
增生而
已啦!

前列腺增生的
后果

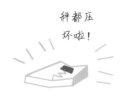

秤都压
坏啦!

前列腺增生症会导致前列腺肥大。这不是癌症，而属于良性前列腺增生，由前列腺间质和腺体增生引起。

什么是良性前列腺增生

随着年龄的增长，男性从 45 岁开始，前列腺会发生下列变化：几乎所有的男性前列腺的细胞数量都会增加，其原因目前还不明确。这就像前列腺再次发育：所有在胚胎时期导致前列腺形成的因子（也就是我们说的生长因子），以及此后一直处于休眠状态的因子，都会重新活跃起来，改变前列腺。由于这些增生的细胞不是癌细胞，所以被称为"良性"；由于发生在前列腺，所以加上"前列腺"，这就得到了"良性前列腺增生（BPH）"一词。对于一些男性，这种增生会导致前列腺体积增大，称为良性前列腺肥大，缩写也是 BPH。

因此，人们口中的"前列腺腺瘤"其实就是"良性前列腺增生"导致的"良性前列腺肥大"。这属于同一疾病的不同说法。

导致BPH的原因有哪些

尽管许多学者在过去的五十年中进行了大量的研究工作，但导致 BPH 的确切原因还未查明。但是，根据目前已知的信息，BPH 的必要条件有二：其一是衰老，其二是睾酮。睾酮是由睾丸产生的雄激素。在前列腺中，它被转化为双氢睾酮，这是能刺激前列腺细胞生长的另一种激素。此外，BPH 还存在一定的遗传易感性，但尚未发现具体的基因。最近，有资料显示代谢综合征与 BPH 之间存在相关性，然而这种关系还没有得到完全的证实。因此，男性在 40 岁之前几乎不会得 BPH，而在青春期前就丧失生殖器官的男性（如睾丸因外伤受损、因垂体疾病而未发育，或是宦官的阉割等）一生都不会受到 BPH 的困扰。

BPH是否受遗传影响

二战期间在美军服役的双胞胎为我们揭晓了答案。

在美国，自二战结束以来，专为二战老兵服务的保险计划一直对他们进行医疗监测，因此，我们得以收集到这些老兵多年的医疗数据。

享有盛誉的巴尔的摩约翰·霍普金斯医院和华盛顿美国国家科学院的两个团队合作收集了在第二次世界大战中服役的 1 万对双胞胎的数据。他们选择了其中数对双胞胎，每对至少有一人在战争结束至 1985 年间因 BPH 接受过手术或其他治疗。在这 1 万对双胞胎中，选取了 129 对同卵双胞胎（即基因完全相同的双胞胎，因为他们是由同一个受精卵发育而来的）和 112 对异卵双胞胎（彼此具有不同遗传基因的双胞胎）。为了弄清他们是同卵双胞胎还是异卵双胞胎，调查团队进行了问卷调查和生物学检测。同卵双胞胎的肤色和发色相同，指纹和血型一致。

研究发现，同卵双胞胎共患 BPH 的风险为 25%，而异卵双胞胎为 8.5%。也就是说，如果同卵双胞胎中的一个有 BPH，那么另一个有四分之一的可能性也患 BPH；而如果是异卵双胞胎，其中一个患 BPH，另一个只有 8.5% 的概率患 BPH。这种差异表明 BPH 风险的增加不是家庭环境或医疗水平造成的，因为无论是同卵双胞胎还是异卵双胞胎，如果上述条件都是一样的，那么造成差异的则为遗传因素。

代谢综合征才是罪魁祸首

从 50 岁左右开始，有一半的男性会腰围见长。如果腰围超过 102 厘米（正常值是小于 93 厘米，中国成年男性的这两项数据为超过 90 厘米和小于 85 厘米），那么脂肪堆积将导致一系列疾病，首先，脂肪堆积会导致胰岛素抵抗，进而引发糖尿病；其次，脂肪堆积会导致甘油三酯和胆固醇增加，进而引发高血压，并大幅度提高交感神经系统活跃度（交感神经系统无意识地控制着人体）。

代谢综合征就是多种代谢成分异常聚集的病理状态引发的一系列生理功能紊乱综合征，是遗传与环境因素互相作用的结果。代谢综合征病人的脂肪组织会把睾酮转化为雌激素，雌激素会刺激前列腺生长，导致前列腺体积增大。

2015 年，我们在法国随机挑选了 379 名全科医生对其病人的腰围进行测量，了解病人是否存在糖尿病、高甘油三酯血症、高胆固醇血症、高血压，以及询问病人的泌尿系统症状。在 3 个月内，我们一共收集到了 4 666 名病人的数据，经分析后发现代谢综合征和泌尿系统症状的严重性之间存在强相关：代谢综合征的病人出现严重泌尿系统症状的可能性更高。

前列腺和心脏健康有关

如果你的泌尿系统出现了问题，还得去看看心脏内科医生！2016 年，来自多国的 12 名科学家和统计学家组成的专家小组发出警告：通过分析 3 万多名男性的医疗数据，他们发现有中度到重度泌尿系统症状的病人，其心肌梗死的风险高于正常水平（是正常水平的 1.68 倍）。这两者之间可能没有直接的因果关系（前列腺离心脏很远），但可能有一个共同原因引发这两种疾病。那就是代谢综合征，一种与肥胖密切相关的疾病，在当今的发达国家非常流行。

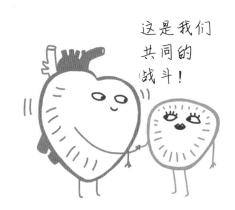

这是我们共同的战斗！

腰围越大，前列腺也越大

来测量下腰围吧！

你只需要一根软尺。用软尺在最下面的肋骨和髂嵴间的中点，沿水平方向围绕腹部一周，正常呼吸，保持软尺各部分处于水平位置，紧贴而不压迫皮肤进行测量。正常的腰围应小于 93 厘米。如果腰围超过 102 厘米，再加上患有至少两种下列疾病：高甘油三酯血症、高胆固醇血症、糖尿病、高血压，就要考虑代谢综合征的可能了。

上述情况绝不算少见，德国的一项研究表明，30%～50% 的 50 岁以上男性都可能患代谢综合征！

但是，前列腺增生真的是一种疾病吗？我们刚刚了解到，在大多数情况下，随着年龄的增长，这是正常现象，甚至不会造成不适。当不适症状出现时，前列腺增生才算是一种疾病，然而只有20%前列腺增生的男性感觉到不适。

这些感到不适的男性，他们增大的前列腺挤压前列腺中央的尿道，从而使尿液从膀胱排出的过程受阻，引起排尿不畅，这就是症状的根源所在。另一种情况是，即使出现了前列腺增生，甚至到前列腺体积非常大的程度，但其增生是朝向（前列腺）外部，并没有压迫尿道从而造成阻塞，这种情况下也不会引起任何症状。

据有关信息记录，拥有世界上最大前列腺的是一位西班牙人，住在巴塞罗那附近，他的前列腺重量接近4千克。

这位72岁的老人以自己的前列腺创下了世界纪录。直到此前，医学界估算的前列腺最大重量不超过700克（正常前列腺的重量约为20克）。虽然这位老人的前列腺如此巨大，但是他根本不需要考虑手术，因为他表示自己从未有过任何不适的感觉。这证明，前列腺的体积增大不一定是疾病状态，就算你的前列腺肥大，也并非一定要手术摘除。

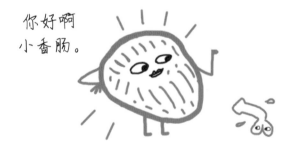

你好啊小香肠。

尿急是前列腺发出的警告

前列腺异常发出的最早预警，**是每晚夜尿多于一次**。每晚起夜一次算是正常现象，几乎有一半 50 岁以上的法国人每晚都会起夜一次。首先我们来看看，什么是正常排尿。

- 日间排尿 6 次，夜间排尿最多 1 次；
- 可以憋尿；
- 排尿过程轻松而快速（一分钟内完成排尿）；
- 无痛，感觉舒适；
- 每次尿量约为 200～300 毫升，每日总尿量少于 2 升；
- 在两次排尿间可以控制尿意。

夜尿两次或两次以上就**不属于正常现象了**，需要及时就医。据统计，只有 20% 的 50 岁以上的法国人每晚起夜两次。

尿失禁并不一定就是前列腺问题导致的

我还记得一个病例，一位 35 岁的男士因为无法憋尿而来挂急诊，他确信自己得了严重的前列腺癌。我安慰他说："当一个男人尿失禁时，问题可能出在前列腺，但大多数情况是膀胱的问题；并且只有极少数情况是由于前列腺癌引起的"。

我给他做了检查，直肠指检发现他的前列腺大小正常，所以基本排除癌症的可能。他的尿失禁显然是由于膀胱收缩不受控制造成的，而这种现象的原因通常是精神压力过大。他随后证实了我的猜想，他告诉我，他是一家公司的董事，公司濒临破产，几个月来他一直处于极大的工作压力之下。

导致夜尿频繁的原因有很多，但最常见的还是前列腺问题。出现这种症状是因为为了使尿液能够通过前列腺包绕的尿道，膀胱不得不更用力地收缩以增加压力。而膀胱多年来反复进行的剧烈收缩使膀胱的肌肉变得紧张，排尿不受意识控制。每当膀胱充盈时，就会自行收缩，不再听从大脑发出的放松指令。白天或夜晚尿频、尿急就是膀胱刺激症状。

尿液流经前列腺时受阻，就像一个塞子对尿道造成了一定程度的阻塞，这种情况表现为以下症状：排尿吃力、尿流无力、尿流中断、排尿需要分两次、尿不尽等。

所有这些症状都可以用分数来评估。如用**国际前列腺症状评分表**，正常情况下，得分应低于 7 分（见第 2 页"自我测评"）。

尿流力度可以很好地反映出前列腺问题。尿流力度是可以测量的，这种测试被称为"尿流率测定"。将尿液排入一个带有涡轮的容器中，以测量尿流率。正常情况下，从阴茎流出的最大尿流率应超过 25 毫升 / 秒，而排尿的总时间应不超过一分钟。更简单的办法是将自己的尿流与不同的尿流轮廓进行比较，以评估自己的情况是否正常（见第 2 页"自我测评"）。最坏的情况是，当前列腺引导起的梗阻过于严重时，膀胱会被堵塞，导致尿液无法排出，称为尿潴留。

造成尿潴留的原因可能是外因，但更多时候还是自发性的。在尿路堵塞形成前的几周内，症状越来越严重，排尿越来越困难，直到有一天，突然完全停止排尿了。这是一件非常痛苦的事，比如蒙田《随笔集》中非常著名的"憋尿至死"。[①] 尿潴留的治疗方法属于紧急手段：导尿管从阴茎进入，强行通过前列腺，最后到达膀胱，再将尿液排出；或直接通过下腹部皮肤进行膀胱穿刺。通常，在上述治疗后，必须进行手术。

这种自发性的尿潴留的病因尚不明确。有人认为是前列腺部分

---

① 蒙田（1533—1592），法国思想家、作家，因受肾结石困扰，排尿困难。

梗阻或前列腺炎症导致的。总的来说，据估计，一个 60 岁的男人在 80 岁之前有 23% 的概率发生急性尿潴留。

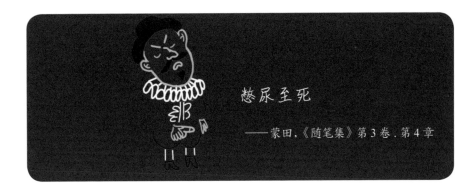

憋尿至死

——蒙田,《随笔集》第 3 卷 . 第 4 章

尿潴留还存在更少见的情况，尿路梗阻是隐伏、慢性的，膀胱长期处于充盈状态，当腹部受到挤压时（如咳嗽或起身时），尿液会漏出。这种失禁往往给人们排尿通畅的错觉，实际上这仍然是慢性尿潴留。膀胱充盈时尿液不断溢出就是充溢性尿失禁。这种情况必须手术。

无论是急性还是慢性的尿潴留，如果不及时就医，不但会继续受到疼痛和失禁的折磨，肾脏也会因为无法排尿而受损，出现肾积水，严重的肾积水可发展为**尿毒症**，急性尿潴留引起的**急性肾衰竭**可能在几天内就会危及生命，而慢性尿潴留引起的慢性肾衰竭也可能会在几个月内导致死亡。

尿急怎么办

　　膀胱是一个类似气球的肌性器官，可以被填充和排空。它会逐渐被肾脏制造的尿液填满。膀胱逼尿肌放松，膀胱充盈；逼尿肌收缩，膀胱排空，此时尿道括约肌打开，尿液得以流出。膀胱壁上有感受器，不断向大脑报告膀胱的充盈程度。

　　通常，当膀胱充盈时，这些感受器会向大脑发出强烈的信号，我们就会感到迫切的排尿欲望。反过来，大脑能够阻止逼尿肌的收缩，使其在一定时间内保持放松状态，如果不能立即排尿，可以憋尿一段时间，直到条件允许再排尿（比如有洗手间可用，会议结束或电话打完等）。如果膀胱功能发生紊乱，排尿冲动就会在膀胱达到充盈状态之前到达大脑。感受器

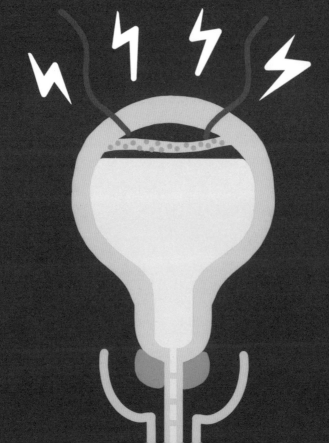

发出强烈的信号，即使膀胱未满，也会有排尿欲望。因此，尿频并不是因为膀胱小，而是因为感受器过于敏感。这被称为"膀胱过度活动症"。

有时大脑没有及时阻止逼尿肌的收缩，此时，逼尿肌就会反射性收缩。它会产生一种不可抑制的尿意，导致无法控制的尿液漏出。这种失禁现象并不是因为尿道括约肌无力；相反，括约肌收缩良好，只是膀胱逼尿肌收缩的力量更强。膀胱逼尿肌是一块强壮的肌肉，它收缩产生的力量非常强，以至于单纯依靠尿道括约肌的力量不足以阻止尿液的排出。

有时引起这种症状的原因是前列腺问题，但更多时候原因不明。这种症状被称为"特发性膀胱过度活动症"。目前医学仍然无法回答膀胱为什么会过度活跃，也无法回答为什么有些人生来就有这种综合征。

上述功能紊乱比较常见。在法国，40岁以后，近三分之一的男性和近二分之一的女性都会受到膀胱过度活动症的困扰。随着时间的推移，过于敏感的膀胱就会干扰到正常生活。生活习惯因此发生了变化，以防万一，甚至要在没有排尿欲望的时候排尿，如每次出门前都必须排尿；每次到达一个地方时，例如餐馆或电影院，第一件事就是找卫生间；不敢喝酒，因为害怕喝多不自觉排尿；私生活被扰乱，性欲和快乐因为强迫性的排尿欲望和对失禁的恐惧而大打折扣。简而言之，排尿的问题随时随地都困扰着这些人的生活，以至于他们无时无刻不在想着这件事，使得情况越来越糟糕。越想越慌，越慌就越想，最后陷入恶性循环……

要治疗这种症状，应及时就医，遵医嘱服药。为了使药效更佳，还要改变自己的一些行为习惯。

女性也经常有尿频和尿急，这与膀胱过度活动有关，而这些症状在患有前列腺肥大的男性中也相当常见。这是为什么呢？因为当男性的前列腺出问题时所表现出的一些症状实际上是由他们的膀胱而不是前列腺引起的。这意味着什么？如果男性有泌尿系统的症状，不能立刻就得出"是前列腺的问题"的结论。即使他们有前列腺肥大，也应该首先考虑膀胱问题。这一点很重要，因为两种问题的治疗方法不尽相同，特别是不应该用手术来笼统地解决一切问题。

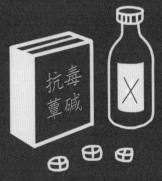

注：抗毒蕈碱是一种治疗膀胱过度活动症的药物。

法国人的排尿习惯

许多法国人都会起夜（来自市场调研公司索福瑞 2003 年的调研）。以下是 2003 年在巴黎举行的法国泌尿外科学大会上发表的数据。

研究人员向 3 877 名年龄在 50 ~ 80 岁的男性以邮寄的形式发放了调查问卷。

回收问卷 3 158 份，问卷回收率为 81.5%。

调查日期：2003 年 4 月 18 日至 2003 年 5 月 27 日，所有数据都来自受访者于问卷中自行填写的答案。

- 在过去一个月中，你平均每晚（从晚上入睡到早上起床）起夜几次？

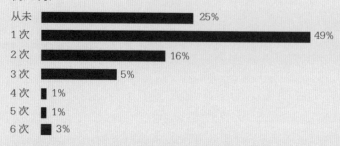

- 在过去一个月中，你有多少次在排完尿后 2 小时内再次产生排尿欲望？

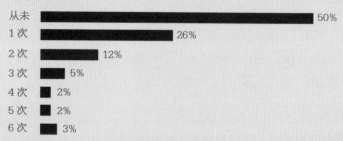

- 在过去一个月中，你有几次出现尿流中断（开始排尿之后尿流中断，随后继续排尿）的症状？

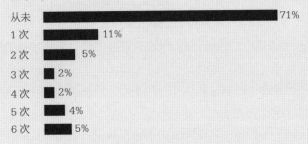

从未　71%
1次　11%
2次　5%
3次　2%
4次　2%
5次　4%
6次　5%

- 在过去一个月中，你有多少次在有排尿欲望后感到憋尿困难？

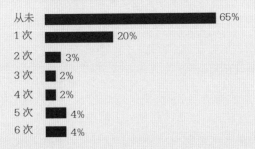

从未　65%
1次　20%
2次　3%
3次　2%
4次　2%
5次　4%
6次　4%

- 在过去一个月中，你有多少次感觉到尿流变小或尿流力度下降？

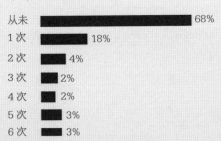

从未　68%
1次　18%
2次　4%
3次　2%
4次　2%
5次　3%
6次　3%

如何预防尿潴留

我们在 2011 年进行的一项大型全球研究确定了尿潴留的病因。来自法国、亚洲、拉丁美洲、阿尔及利亚和中东的医生们收集了 6 000 多个尿潴留连续病例。对这些数据进行分析后，我们得出结论，三分之一的病例能找到引发尿潴留的因素。有时，我们可以预期某些因素会引起尿潴留，如外科手术、尿路感染或肛门直肠疼痛（如血栓性痔）。

然而，多数情况下尿潴留还是由其他因素引起的，而这些因素往往是可以避免的，例如酗酒（主要是啤酒）导致的在膀胱过度充盈的情况下入睡（膀胱一旦过度充盈，就无法再收缩）；服用某些阻塞膀胱或关闭尿道括约肌的药物，特别是某些感冒药（如果有前列腺问题，请仔细阅读药物说明书，以了解不良反应）；严重便秘引起的直肠充盈；长时间憋尿等。

在漫长的飞机旅途中，上述的最后一个因素尤其值得注意，那些座位远离过道的男士，一边享用桌板上的小瓶装饮料，一边昏昏欲睡，耽误了去厕所的时间，可能就会出问题。由于憋尿时间过长，膀胱过度膨胀，以至于不能收缩。因此，在这里要提醒一下已经患有前列腺肥大的男士们：出行时选择靠近过道的座位，如果要进行长途飞机旅行，不要耽误上厕所的时间。甚至不要为打扰邻座而感到愧疚，为了健康起见，如果有尿，就及时去上厕所。

总之，为了避免尿路梗阻，不要憋尿。因为膀胱越满，其收缩能力越弱，也就越难排空。

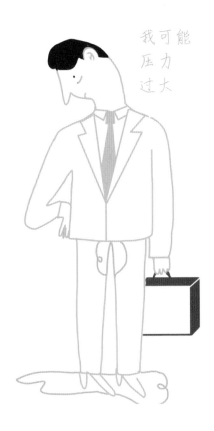

我可能
压力
过大

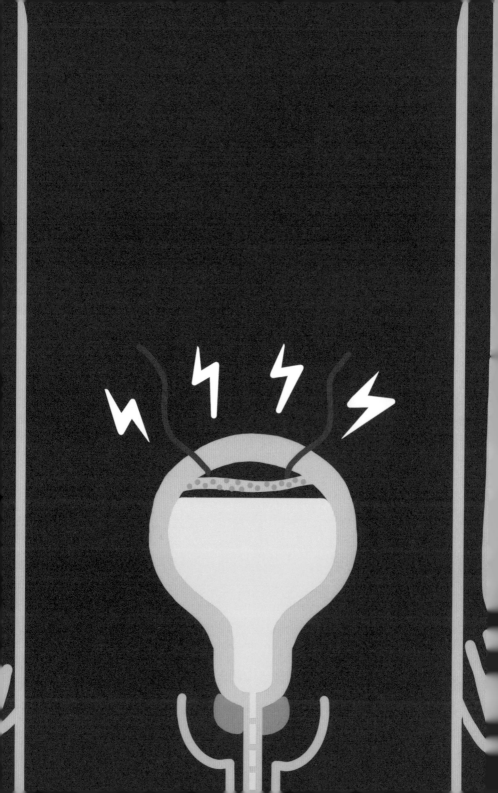

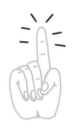

你了解直肠指检吗

男人很腼腆，不喜欢看泌尿外科。通常情况下都是他们的妻子催他们来的。妻子注意到丈夫经常起夜，一进厕所就要待很久，内裤也很脏……这些迹象意味着有些事情已经发生了变化。通常情况下，性生活质量也与从前不同了。

直肠指检的作用

当男性来看泌尿外科时，他们最害怕的是直肠指检：医生将食指插入肛门，对前列腺进行触诊。从肛门边缘向上 2～3 厘米处，通过直肠壁，可以感受到前列腺的形状、表面起伏，并估计它的大小，从而初步判断是否患癌症。

因此，即使在生物学和医学影像技术高度发达的今天，直肠指检也是一项非常有用的检查。这对男性病人来说可能很尴尬，但在我担任泌尿外科医生的 30 年里，只有不到 10 名病人拒绝直肠指检。事实上，只要事先通知病人，并充分说明检查的作用及其必要性，很少有人会拒绝这项检查。当然，告知病人检查的具体流程，并事先获得他们的同意仍然是非常有必要的。

泌尿系统问题和性功能
障碍：相伴相生

通常，病人来看泌尿外科医生时都会谈及性生活状况，而且基本是在检查快要结束时才聊到这个话题。此时病人处于一种比较放松的状态，也自然而然地谈到了自己的性生活。一般情况下，病人从检查台上起身，穿好衣服，再次坐下，可能会有些不好意思地开口："医生，你知道，在那方面，我不如从前了。我的欲望没那么强了，而且每次勃起都持续不了多久。"大约每两个有泌尿系统问题的男性中就有一个性功能受到了影响。

▶ 泌尿系统问题和性功能障碍的关联

长期以来，人们不了解泌尿系统问题和性功能障碍之间存在的关系，但也不否认二者之间确实有联系。在泌尿外科学术会议上，专家通常会带着了然的口吻说："这很正常，一个人如果每晚起夜三次，就没心思想别的事情了……"或者，以一种权威的口吻说："泌尿系统问题和勃起障碍同时出现是正常的，这仅仅是因为上了年纪。"

而在 2003 年，情况发生了变化。德国科隆的一个泌尿外科医生团队发表了一篇重要文章，指出泌尿系统问题和性功能障碍之间有非常强的关联性，这种关联绝不可能是一个巧合。该团队对 4 000 名科隆居民进行了关于性生活和排尿习惯的问卷调查，并基于调查结果撰写了这篇文章。研究结果震撼了整个泌尿外科学术界：泌尿系统问题（IPSS 测试得分过高）比糖尿病、高血压、吸烟或酗酒更容易引起性功能障碍。调查显示，约三分之二有性功能障碍的男性都有泌尿系统问题。

同年底，一项针对 12 815 名 50～80 岁男性的全球调查公布了结果：几乎有一半的受访者都有性功能障碍。调查结果显示，性生活质量随着年龄的增长而下降——这是众所周知的。但是，对于相同年龄段的人来说，有严重泌尿系统问题的人性生活质量相当于年长 10 岁的健康人的水平！如果拥有健康的泌尿系统，50～59 岁的男性性生活频率为每月平均 8.6 次，60～69 岁为每月平均 5.7 次，70～79 岁为每月平均 4 次；但 50～59 岁有严重泌尿系统问题的男性，其性生活频率仅为每月平均 4.9 次，相当于年长约 10 岁的健康男性的水平。因此，结论非常清楚：泌尿系统问题和性功能障碍之间是有关联的，而这种联系与年龄关系不大。

两种症状，一个对策

几年后，一个合理的假设诞生了：如果这两种疾病有联系，那是因为它们有一个共同的发生机制——肌肉缺乏舒张。实际上，前列腺的四分之一都是肌肉，肌肉舒张了尿液才能通过。对于勃起也是同样的道理，阴茎的肌肉必须舒张让血液流入，然后才能勃起。肌肉缺乏舒张的主要原因之一是代谢综合征导致交感神经系统（无意识的神经系统）的张力亢进。

通过使用肌肉松弛剂（特别是他达拉非，见第 61～62 页）治疗勃起功能障碍，也可以改善病人的泌尿系统症状。

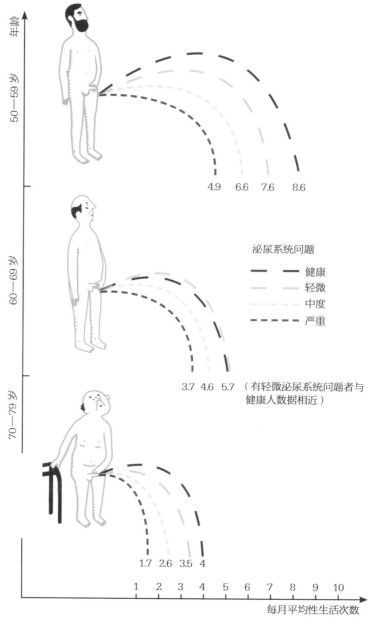

年龄

50—59 岁

4.9 6.6 7.6 8.6

泌尿系统问题

—— 健康
—— 轻微
—— 中度
---- 严重

60—69 岁

3.7 4.6 5.7 （有轻微泌尿系统问题者与
健康人数据相近）

70—79 岁

1.7 2.6 3.5 4

1 2 3 4 5 6 7 8 9 10

每月平均性生活次数

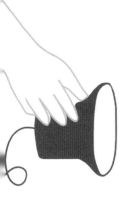

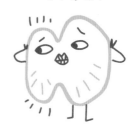

医生，
我感觉不
太对劲！

医生，我的前
列腺增生问题
严重吗

不，这并不严重。一方面，前列腺增生不是癌前病变。另一方面，即使不治疗，出现严重问题和并发症的风险也很低。

别着急，慢慢来

在没有进行治疗的情况下，4 年内前列腺增生恶化的风险只有 20%。2003 年，北美地区的一项大型研究证明了这一点：700 名前列腺增生病人被分成四组进行比较。在 4 年中，其中三组采用不同的方法进行治疗，最后一组仅服用安慰剂。在 4 年结束后，80% 服用安慰剂的病人病情没有恶化，而 20% 病情恶化的病人主要是症状加重，发生尿潴留和接受手术的概率也很低。并且，增生情况不仅没有恶化，甚至可能随着时间的推移而改善。其中大约三分之一的未接受治疗病人就是如此，当他们在 5 年后再次进行检查时，已经痊愈了。这一点在苏格兰人和奥地利人身上都得到了证明，对法国人来说也同样如此。

我们甚至没有必要等待 5 年，目前已知的泌尿系统问题多数会随着季节的变化而变化：冬天与夏天相比，出现泌尿系统问题的概率更高，但原因不明。有学者假设，人体在炎热的天气下出汗会减少尿量，从而使排尿的频率降低，但这不能完全解释泌尿系统问题会随着季节变化而变化这一现象。而在同一个季节中，某些时期内前列腺的状况会比其他时期更好。因此，如果在一月因为前列腺症状而烦恼，可以试试等到春天，或许一切就会变好了。

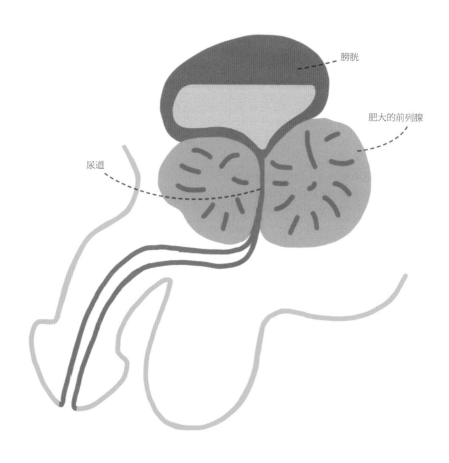

膀胱

肥大的前列腺

尿道

如何避免患上前列腺增生

坦白说，这是无法避免的。要想避免前列腺增生，就必须停止衰老的进程（这几乎不可能）。简而言之，几乎所有男性的前列腺都会随着时间的推移而变大。但即使无法避免，我们也可以通过采取适当的生活方式来缓解前列腺肥大的趋势（见第47页）。

只能通过手术来解决吗

事实上，"严重吗？"这个问题背后的含义以及前列腺疾病真正让人感到恐惧的，是是否需要手术。如果我们了解一下那极少部分接受过前列腺手术男性的情况，就能大致了解哪类人群最需要接受手术。通常**年纪越大、前列腺越大、尿流越细小、残余尿量越多**的男性，就越需要进行手术。简而言之，症状越明显，就越需要手术，但并不是说前列腺越大就越需要切除。总的来说，每10个病人中就有1个最终接受了手术。对于其余9个人来说，即使他们的前列腺很大，**药物治疗也足够了**。尽管如此，前列腺增生还是有必要引起重视。否则，增生可能会逐渐损害膀胱并导致尿潴留。在英国，想要接受医院治疗就需要等待很长的时间，因此尿潴留已经成为前列腺增生手术的主要原因。

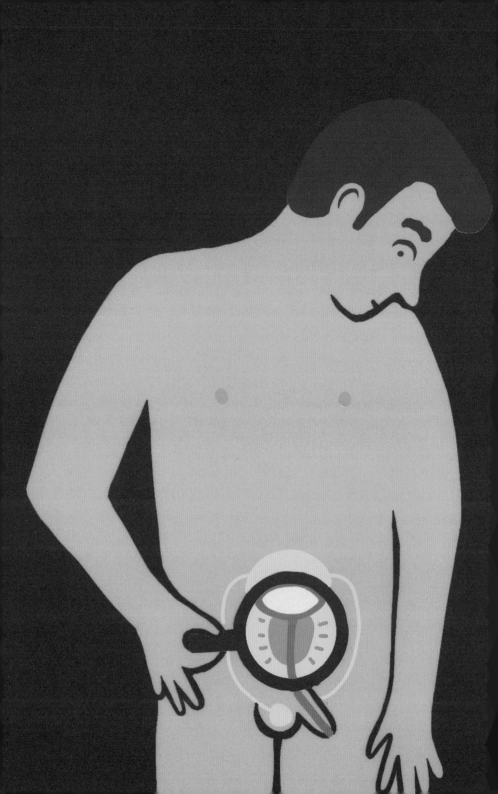

到这来！

治疗之前先观察

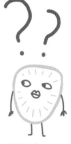

　　在治疗之前，要先确认泌尿系统症状是否由前列腺引起。通常情况下，前列腺增生会导致两类症状。第一类是前列腺增生挤压了尿道，阻碍尿液从膀胱顺利排出（表现为排尿力度不如以前强）；第二类是前列腺增生挤压了膀胱，导致有尿意但是每次尿量比从前少（表现为排尿更频繁，但每次尿量更少——少于 200 毫升）。

谨慎是安全的保障

　　如果只有上述中的一类症状，就要注意了，此时泌尿系统的问题可能并不是前列腺异常引起的。尿流细小而无尿频，这是由于尿道狭窄（在这种情况下，尿道障碍物的形成速度很快，但前列腺增生的形成却是相对缓慢的，此时，膀胱还没有发生变化，所以会出现尿流微弱但无尿频的症状）；尿流正常而排尿频繁，这可能是由于原因不明的膀胱过度活动。此外，神经系统疾病如帕金森病或多发性硬化（尿量较少），或者过量饮酒（尿量较多）也会引起膀胱过度活动；如果夜间有尿意但白天排尿并不频繁，可能是睡眠呼吸暂停综合征或心力衰竭引起的。

　　要确定自己是属于上述哪种情况也很简单：24 小时内，在每次排尿时测量尿量。通常，前列腺增生病人每晚有 2～3 次排尿，白天有 6～8 次，每次尿量为 150～200 毫升，24 小时内的总尿量不超过 2 升；尿无力，排尿需要很长时间。如果不确定排尿力度，可以参考第 3 页"自我评测"的简图，或让泌尿外科医生进行尿流率测定。如果在没搞清楚病因的情况下就开始服用治疗增生的药物，并且没有效果，就意味着病因不是前列腺增生。

当男人起夜时

男性过于频繁地起夜并不意味着一定有前列腺问题。男性起夜，可能有以下四个原因。

- **前列腺阻碍尿液排出：**在这种情况下，白天排尿力度会变弱。
- **膀胱过于敏感，难以忍受充盈状态：**在这种情况下，男性白天排尿频繁，单次排尿量小，甚至不能憋尿。
- **睡眠质量差：**人在清醒状态下就会想到上厕所，一旦在夜间醒来时产生这个想法就会去厕所。或者因为睡眠呼吸暂停综合征，打鼾严重的人就是这种情况，他们在夜间会出现呼吸暂停；在呼吸暂停期间，身体会分泌一种利尿物质，也会使人产生尿意。
- **心力衰竭：**如果发生心力衰竭，白天直立时下肢血流不畅，晚上躺下之后，血液循环就会变好。血液由肾脏过滤，肾脏发挥功能生成尿液。在这种情况下，夜间的尿量会很大。

如果排尿太频繁（或者说感觉自己排尿太频繁），可以自己做一个排尿时间测试表，也许能找到原因。

要做这个测试，需要**一个 500 毫升的量杯**。向量杯中排尿，并且记录下排尿时间和尿量，然后再将量杯中的尿液倒进厕所。每次排尿时都要这样做，从一天早上 8 点到第二天早上 8 点，持续

24 小时进行测量。

你将需要创建一个两列的表格，一列记录时间，一列记录尿量。

然后就要做一道数学题了。计算这 24 小时的排尿次数、白天排尿总量、每次平均尿量和夜间排尿总量。

- **正常情况下，每 24 小时排尿 5～7 次；50 岁以后，每晚排尿一次也属于正常现象**（80% 的 50 岁以上的男性和女性每晚都会起夜一次）。

- 如果 **24 小时的尿量超过 2 升**，说明饮水量过大。应减少饮水量以确保每日尿量在 2 升以下。比如，早上喝了太多的茶，包里或办公室里一直放着一瓶水……人体摄入的液体最终都会被排出，如果饮水量比别人多一倍，尿量也会比别人多一倍。然而问题在于，身体会习惯于摄入大量液体，但保留的水分更少，因此喝水的时候会感到非常口渴。这是一个恶性循环，喝得越多就会感到越口渴。所以必须逐渐减少饮水量。例如，准备喝一杯水时，只喝半杯。身体机能的运作离不开水，但每天喝 5～6 杯（大约 1.5 升）水，就足够了。

- **正常情况下，每次平均尿量约为 250 毫升。** 如果尿量偏少，甚至非常少，只有 50～100 毫升，可能是因为膀胱过度敏感。

- **夜间总尿量不应超过全天总尿量的三分之一。** 否则，就要考虑患有睡眠呼吸暂停综合征（可以询问伴侣你是否在夜间打鼾和暂停呼吸），或存在下肢血流不畅的可能性。

膀胱也有生物钟

膀胱可能也会有"时差问题"。一般来说，膀胱与人体的所有器官一样，有"白天"和"夜晚"两种模式。它在晚上也会进入休眠状态，因此我们可以在 8 个小时的睡眠期间不需要排尿。夜幕降临，膀胱壁就会分泌一种蛋白质——**间隙连接蛋白 43**。这种物质能够在夜间抑制膀胱收缩。这一理论在小鼠身上得到了证实，人体可能也是如此。

2012 年，日本京都的研究人员表明，间隙连接蛋白 43 的分泌在夜间增加，并调节小鼠膀胱的生物钟：小鼠排尿次数增加或减少取决于膀胱中这种蛋白质的水平。而这一发现在人类身上没有直接的证据可以证实，因为这种蛋白质并不存在于尿液中，然而，可以在人类膀胱壁上检测到这种蛋白质。男士们总是发现在夜间和早晨第一次排尿力度较弱，但之后排尿力度就会变强了。这是否可以用"膀胱在夜间休眠，早晨还没有完全清醒"来解释？这是有可能的，并且这种现象也是正常的。

但是，在此基础上，我们应该思考，起因不明的夜尿过于频繁，是否是因为膀胱内部生物钟的紊乱——目前许多研究人员正试图解答这个问题，他们离成功也只有一步之遥了。不用怀疑，他们很快就会成功，而且很快就会有新的方法来治疗夜尿频繁的问题。

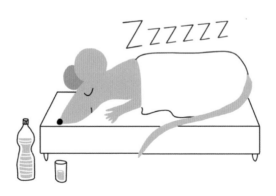

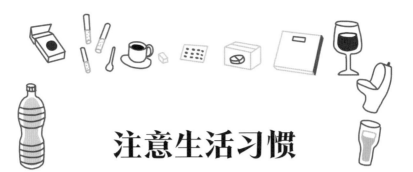

注意生活习惯

前列腺增生的治疗方法有药物或手术治疗，但也可以不通过药物治疗来改善症状。尿频是否影响了你的日常生活？让我们夺回对膀胱的控制权，重获自由！

竭尽所能为膀胱"减负"

- 如果超重，请**减重**。
- **戒烟**，可以自行戒烟，也可以寻求医生帮助。
- 每天摄入液体量不要超过 2 升。
- **戒掉或减少摄入咖啡、红茶、绿茶、酒精**（特别是某些白葡萄酒、啤酒和香槟）、软饮料和苏打水……因为咖啡因和茶碱属于利尿剂（会增加尿量），并加剧膀胱肌肉收缩，使排尿更加频繁。绿茶中的儿茶素、白葡萄酒中的亚硫酸盐也会产生同样的效果。软饮料通常含有咖啡因和甜味剂，会加剧膀胱肌肉收缩。如果一定要饮酒的话，用少量的葡萄酒取代大量的啤酒。
- 在长途旅行前或在上厕所不方便的场景（如影院、剧院）**少喝饮料**。
- **睡前两小时不要喝水**。

- **注意因其他原因服用的药物**：特别是高血压病人，可能经常服用利尿剂。最好向医生说明情况，尽量不要在晚上服用利尿剂，而是在早上服用，如果条件允许，咨询心脏内科医生或家庭医生，尽量避免使用这类药物，改用其他疗法。

- 如果有便秘的情况，就要**让排便规律起来**，例如改变饮食习惯（摄入更多膳食纤维，如蔬菜、麸皮面包、李子等），并在早晨空腹时喝一大杯水。同样，在这方面，家庭医生可以提供帮助。便秘和膀胱过度活动是有紧密联系的。

- **排尿时用坐姿而不是站姿**，以放松会阴肌肉，直到最后几滴尿排尽。膀胱排空不畅会导致更频繁的尿意，从而更易引发感染。因此，不要憋尿，并且每次将尿液完全排尽，这是很重要的。

- 当尿意袭来时，**可以做一些锻炼膀胱的心理训练**，直到克服冲动。从 100 开始倒数，或者倒着背月份……**恢复对膀胱的控制**！具体做法可以参考下面的"行为康复小手册"。

行为康复小手册

规定两次上厕所之间的间隔时间，并逐渐延长间隔。通过排尿时间表，你就能知道每次排尿的间隔时间，是每个小时排尿一次，还是每一个半小时排尿一次、每两小时或三小时排尿一次（如果间隔时间达到四小时，这就说明排尿频率正常了）。

然后就要自己保持这个上厕所的频率。例如，如果规定自己每隔一个半小时去一次厕所，即使没有尿意，也可以去排一点尿。为了更加守时，可以在手机或闹钟上设置一个定时提醒。一定要遵守这个自己规定的时间。如果在规定时间之前想上厕所了，一定要忍住。

- **首先，上厕所不要跑着去；**即使尿意很强，也要平静地走着去。
- **尝试克服这种冲动。**转移注意力，想些别的事情。例如，从100开始倒数；背诵一首诗（如果不会背的话，可以学一首）；让自己忙起来（计算、看电视、DIY、编织、打理花园、写信等）；坐下来，做5次深呼吸（将注意力集中在呼吸上，而不是膀胱上）；吞咽几次口水等。
- **试着往积极的方面想。**比如：我的身体我说了算，而不是膀胱；我才是控制一切的人。

如果这些都没有效果，为了避免失禁，就去上厕所吧，但前提是要让自己恪守规定好的间隔时间表。几周后，你的排尿间隔时间已经基本符合规定，然后就逐渐增加这个间隔时间，每周增加15～30分钟，直到两次排尿间隔达到3～4个小时，这就属于正常状态了。

通过增强骨盆肌肉的力量来**缓解尿急**的感觉。**收缩骨盆肌肉，**挤压肛门，就像憋气一样。做1组5次的肌肉快速收缩运动，然后休息10秒，再重复前述动作。无论是早上还是下午，在工作、等车或阅读时，只要有机会，都可以做5分钟的骨盆肌肉收缩锻炼。

随时留意排尿锻炼的进展。每个月做一个排尿时间测试表，这样就可以轻松地了解自己上厕所的次数。

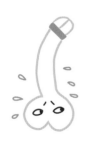

前列腺，身体健康晴雨表

如果你超重，就需要锻炼减重：往往前列腺增生是代谢综合征的一种症状。我们一直都很清楚，身体健康最大的敌人就是缺乏锻炼。坐在沙发上看电视的时间越长，患上前列腺增生的风险就越大，因此做手术的可能性也越大。

沙发，前列腺疾病的温床

准确地说，每周看电视超过 40 小时，每天看 6～7 小时，会使患前列腺增生的风险增加 1.5 倍，而每周步行 2～3 小时的男性，接受前列腺手术的概率会降低 25%。

目前还没有关于**电子游戏**影响年轻一代男性前列腺的数据，但很可能是和看电视的影响差不多的。对于久坐的人来说，动起来就会好很多。**身体活动得越多，前列腺出问题的概率就越小。** 在日常生活中，可以采取一些简单的活动方式。例如，如果乘坐公共交通工具去上班，可以提前一站下车；或者，一位病人告诉我他有专职司机，在这种情况下，可以在**距离目的地 1 千米处**下车，步行去上班。

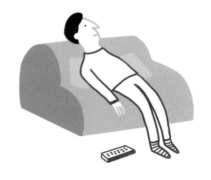

超重，危险的隐患

减重是有必要的。体重与前列腺体积挂钩，总体而言，人越胖，前列腺就越大。这是为什么呢？根据众多解释中的一个（但肯定不是唯一的），脂肪非常活跃，可以算作人体的"编外器官"。脂肪有点像一个腺体，可分泌并转化其他物质。它不是惰性的，而是会扰乱人体的内部平衡，具有一定的危险性。尤其是对于前列腺而言，脂肪可以将睾酮转化为雌激素（雌二醇）。此外，肥胖还会导致胰岛素抵抗（容易引发糖尿病），这反过来又引起另一种生物因子（胰岛素样生长因子1）的过度产生。后者同雌二醇一起导致前列腺肥大。肥胖和勃起障碍之间的关系也是如此，原理相同，脂肪会转化成阻碍勃起的物质。

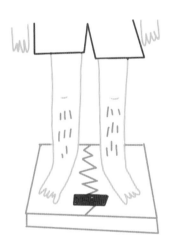

问题是，一旦前列腺因为超重而变大，目前的研究没有证据可以表明，前列腺会随着体重降低而变小。然而，由于交感神经系统的兴奋性降低，泌尿系统的症状会随之得到改善。对于勃起功能障碍也是如此，它会随着体重减轻而得到改善。

水疗的好处

在水疗中，除了所使用的水可能具有特定的优点外，水疗本身也有减肥和运动的效果，因此水疗似乎对治疗前列腺增生有益。

矿泉水疗法（Crenotherapy，来自希腊语 Krene，"矿泉水"）不是一种快速的治疗方法，也不是随时随地都可以运用的疗法，而是在矿泉水所在之地使用温泉水进行治疗。矿泉水疗法是水疗的学名。水疗对前列腺非常有益！有些泉眼特别有名，如拉普雷斯特温泉。这些水浴场所能帮助我们对抗代谢综合征（代谢综合征是导致良性前列腺增生的重要原因）。在那里，通过调整饮食、减少能量摄入和增强体育锻炼，再加上水疗，男性的泌尿系统问题通常能够得到改善。

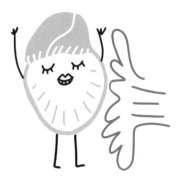

我们托起
你的手

在 1997 年 2 月 12 日举行的法国医学水文学和气候学学会会议上，P. 冉阿让和 J. M. 贝努瓦医生介绍了他们在此领域的研究成果。他们招募了 61 名来拉普雷斯特做水疗的男子，测量他们在抵达和离开时的尿流率。结果显示，水疗结束后**他们的尿流率平均每秒上升了 2.5 毫升**，这个提升是不可忽视的，即使效果最强的药物也难以达到这样的疗效。

在此次会议上，这两位医生还介绍了他们对 53 名急性复发性前列腺炎或慢性前列腺炎病人的研究结果。**经过两个疗程的水疗，67.7% 的急性前列腺炎病人没有再复发**；23 名慢性前列腺炎病人在疗程结束后，疼痛严重程度平均缓解了 72.3%，这证实了上一个研究的结果。对 13 名病人的前列腺液分析显示，在水疗过程中，精液中的锌含量有所增加，这可能就是拉普雷斯特温泉水可以预防前列腺炎复发的原因。

在 2015 年，温泉疗养机构 Chaîne thermale du Soleil 的观测所分析了 243 名患有尿路疾病的病人在水疗后 9 个月的健康状况跟踪报告。分析表明，**多数病人从第三个月起就感觉到症状有所改善，74% 的病人称在水疗后 9 个月，疼痛发作的频率和严重程度都有**

所下降，疼痛严重程度减轻了三分之一，54%的病人减少了用药剂量。

"食疗法"有效吗

根本没有"抗腺前列腺增生饮食"。目前仅有的数据显示，摄入动物蛋白（家禽、牛肉、鱼、蛋）、谷物、面食以及乳制品越多，患前

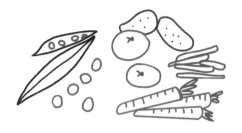

列腺增生的风险就越大，而煮熟的蔬菜、豆类（豆角、豌豆、小扁豆）和水果能够保护前列腺。总而言之，很难根据这些统计数据来烹饪每日的餐食。在微量营养素中，番茄红素似乎对前列腺有保护作用，并且在一定程度上能够预防前列腺癌（见第178页）。

香烟、酒精，适量就行

接下来的内容可能有点惊人：**适量的酒精和吸烟似乎会降低前列腺增生的风险。**这并不意味着如果有了前列腺问题，就要开始喝酒和吸烟，但大多数研究表明，适量喝点小酒、抽点烟的男性患前列腺癌的风险比其他人低。这些数据来自世界各地，涵盖美国、瑞士、意大利和韩国。每天摄入30~60克酒精可使前列腺增生的风险减半，但原因尚不明确。这甚至是反常理的，要知道酒精含有大量的能量，会使体重增加，而且它有利尿作用，会使尿量增加。

如何计算摄入的酒精量呢？一杯100毫升的12.5度葡萄酒含有10克酒精，一杯500毫升5度的啤酒含有20克酒精。在法国，

仅 19% 的男性每天饮酒（而女性为 7%）。他们的平均摄入量为每天 2.8 杯，即约 30 克酒精。

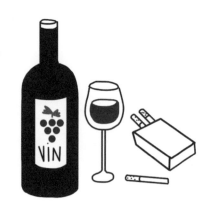

我的建议当然是不喝酒。 尽管时常少量饮酒的男性相比其他人来说患上前列腺增生的可能性更小，但还是不能证明不喝酒的人（他们有可能患上前列腺增生）一旦患上前列腺增生就能通过喝酒来治疗。只能说，如果一个人习惯于适量喝点小酒，并且他又有前列腺增生问题，那么他没有必要戒酒。

至于香烟，既然大家都很清楚香烟对健康的危害，笔者就更不可能建议大家抽烟了。

植物药可以用于治疗
前列腺疾病吗

有大量药物来自植物。例如阿司匹林是一种解热镇痛和抗凝血的药，提取自垂柳的树皮；奎宁是一种抗疟药，从南美金鸡纳树的树皮中提取；秋水仙素用于治疗痛风，提取自秋水仙。还有抗癌药物，如用于治疗白血病的长春新碱，它来自马达加斯加的长春花；或最新发现的用于治疗乳腺癌和前列腺癌的多西他赛（多烯紫杉醇），它提取自紫杉树皮。

草药店或网店有许多宣称可以治疗前列腺增生的植物药，以草药茶或片剂的形式出售。其中，根据我的行医经验，前列腺疾病病人对南瓜子、锯棕榈和非洲臀果木非常感兴趣。

植物提取物非常受欢迎，据估计，一半以上接受前列腺增生治疗的病人在医生给他们的治疗之外还会服用植物提取物，而且医生通常不知情。植物药的作用方式并不为人所知，但这些提取物通常都有抗炎功能。其中一些植物对实验室细胞培养物可能具有抗纤维化（如非洲臀果木）、抑制 5α-还原酶（如锯棕榈）或抑制细胞增殖的作用（如非洲野土豆）。目前并没有多少科学证据能够证明它们的功效，但有一些证据表明至少三种植物提取物有效：锯棕榈提取物（从一种美国小棕榈树的浆果提取）、非洲臀果木提取物（从一种非洲李树的树皮提取），β-谷甾醇（一种类似胆固醇的植物甾醇，从南非的一种小金梅草属植物非洲野土豆以及某些松树和杉树中提取），前两种在法国的药店出售，可凭处方购买。而黑麦草提取物却不在其中，严格来说，它不是一种植物提取物，而是来自瑞典和瑞士的八种不同植物花粉的混合制剂，通过微生物分解获得，其商品名是舍尼通（Cernilton）。它的作用机制尚不清楚（也许是减少了 5α-还原酶的活性），作用范围也还不明确。

希望用植物药治疗的病人，有哪些注意事项呢？虽然这种疗法相当常见，能够一定程度上缓解病人的症状，但决不能代替手术，因为这些植物提取物对增生的长期效果尚不清楚。医生必须评估病人是否存在膀胱梗阻或病情恶化的可能。总而言之，这种方法是可以用的，但要和其他治疗方法结合使用。

在使用植物药之前一定要咨询医生，并且应牢记三个原则：

- 同一植物的各种提取物并非都是相似的。供应商不同，药物也会有一定差别，其潜在的活性成分取决于采摘时间、干燥程度和储存条件等。

- 可能存在被其他植物或物质污染的风险。20 世纪 90 年代初，比利时发生了一起悲剧，许多妇女在服用一种用于减重的含植物药的混合制剂后生病，其中含有一种具有肾毒性的植物。因此，一定要注意药物生产源和植物药的监管措施。在这种情况下，遵医嘱服用植物药是比较安全的。

- 植物药的效用因人而异。每个人都有权评判，必须持批判态度。如果有效，就继续服用；如果效果不佳，就停止服用。原则是先服药一个月，再停药一个月，然后再服药一个月。如果你觉得服药和停药期间有区别，而且的确有疗效，就继续服用；如果没有区别，就换一种药。

世界各地用于治疗前列腺增生的植物药举例：

大蒜素	提取自大蒜
药蜀葵提取物	提取自非洲植物药蜀葵的根部
熊果提取物	提取自一种北半球常见的灌木
长叶爵床提取物	提取自印度常见植物Kokilaaksha的种子和根部
美洲南瓜提取物	提取自葫芦科植物（美洲南瓜）的种子
仙茅提取物	提取自亚洲植物仙茅的花
紫锥花提取物	提取自北美植物紫锥花的根部
柳叶菜提取物	提取自亚热带开花植物柳叶菜
问荆提取物	提取自北半球草本植物问荆
灵芝提取物	提取自亚洲真菌灵芝
非洲野土豆提取物	提取自一种南非开花的植物
野莴苣提取物	提取自北非和欧洲野生莴苣
番茄提取物	提取自番茄，即番茄红素
梨果仙人掌提取物	提取自常见于半干旱地区的仙人掌
美丽奥比尼亚棕提取物	提取自一种巴西棕榈树的树皮和根部
石花提取物	提取自温带地衣石花
黄檗提取物	提取自东亚落叶乔木黄檗的树皮
海岸松提取物	提取自常见于西南地中海地区的海岸松
非洲臀果木提取物	提取自撒哈拉以南非洲的常绿乔木
王棕提取物	提取自原产于佛罗里达和墨西哥的王棕
虎耳草提取物	提取自亚洲多年生植物虎耳草
黑麦草提取物	提取自黑麦草
锯棕榈提取物	提取自美国东南部的锯棕榈的果实
凹槽南瓜提取物	提取自生长在西非的木本植物及其种子
异株荨麻提取物	提取自生长在欧洲和亚洲的荨麻
王不留行提取物	提取自欧亚大陆的草本植物王不留行
玉米提取物	提取自玉米

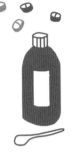

为什么要吃药

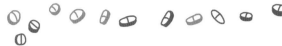

在法国，每天有 140 多万人服用药物来治疗前列腺增生症。医生最常给病人开 α₁ 受体阻滞剂，占了处方药物的 60%；植物药占了处方药物的 30%；其余 10% 是其他药物。

🍄 三类药物

除了植物药之外，还有许多不同的药物可以治疗前列腺增生症。它们可分为三类。

- **松弛前列腺肌肉的药物**：比如刚才提到的 α₁ 受体阻滞剂，以及磷酸二酯酶 V 型抑制剂。
- **缩小前列腺体积的药物**：比如 5α-还原酶抑制剂。
- **松弛膀胱肌肉的药物**：副交感神经抑制剂和 β₃ 肾上腺素受体激动剂。

这三类药物可以联用，这就有了许多可能的组合，能够更加有效地治疗不同症状的病人。

人与人之间是有差异的

在大自然中，有各种颜色和大小的苹果。同样地，所有人的情况看起来都差不多，**但每个人之间都存在差异**。当试验治疗某种疾病的药物时，个体差异就成为一个问题。我们需要所有参与试验的病人都尽可能地相似，身体健康，肾脏和肝脏都要处于良好的状态，以便药物能够被身体转化吸收。病人除了试验药物所针对的疾病外，不患有其他疾病。并且，在试验开始前，病人自己没有接受过任何治疗。

因此，必须筛选出适合参与试验的病人，以便为研究提供**"完美"**的病例。这种选择是非常严格的。在 100 名前列腺增生病人中，只有 16 名是"完美的"，他们满足所有条件，可以被纳入研究方案。新的药物将在这 16 名病人身上进行试验。根据研究结果，如果新药有效且耐受性良好，就可以考虑上市销售。所以，在产业链末端，**所有病人服用的药物**的疗效和耐受性仅在 16% 的病人身上进行了试验，这并不能代表整个病人群体。因此，在获得上市许可之后，应该鼓励对药品疗效和安全性的"真实世界研究"，幸运的是，目前制药商基本上都会完成"真实世界研究"这一环节。

松弛前列腺肌肉的药物

1. α_1 受体阻滞剂：阿夫唑嗪、坦索罗辛、多沙唑嗪、特拉唑嗪、赛洛多辛

这些药物都可以松弛前列腺肌肉。它们的研发最初是为了治疗**高血压**，因为他们可以舒张动脉壁平滑肌，但它们治疗高血压的效果不够好。后来发现，通过松弛前列腺肌肉，它们可以改善排尿问题，效果立竿见影：在第一次服药后的 1.5 小时内，病人排尿力度

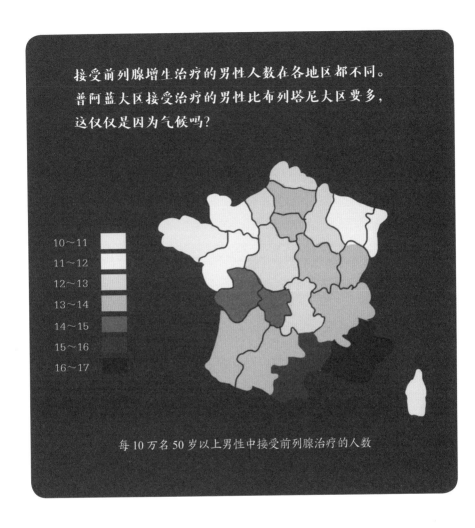

接受前列腺增生治疗的男性人数在各地区都不同。
普阿蓝大区接受治疗的男性比布列塔尼大区要多，
这仅仅是因为气候吗？

10～11
11～12
12～13
13～14
14～15
15～16
16～17

每10万名50岁以上男性中接受前列腺治疗的人数

显著增加。

　　接受这类药物治疗的患者通常在每天早上或晚上服药一次，他们在绝大多数情况下对药物耐受良好，但有时会出现头晕或低血压，平躺之后起身有不适感。这种不良反应是由于这些药物会引起血压下降导致的，毕竟它们最初是抗高血压药。这些不良反应可能会导致老年人跌倒，进而增加老年人骨折的风险。因此，采用这类

答案就在尿液中

多年来，我们一直有一个疑问：当服用某些 α_1 受体阻滞剂（特别是坦索罗辛和赛洛多辛）来治疗前列腺增生症时，人们会发现病人精液量减少，甚至没有精液射出。这是否是逆行射精（精液产生了但是没有射出来，因为在高潮时精液被排向膀胱）？还是根本就没有产生精液的无精症？

来自美国路易斯安那州新奥尔良的两位泌尿外科医生韦恩·J. G. 赫尔斯特姆博士和苏雷什·C. 西卡博士回答了这个问题："这属于药物引起的无精症。"他们是如何证明的呢？他们有偿邀请了 48 名志愿者进行自慰，其中一部分人服用 4 天的 α_1 受体阻滞剂（坦索罗辛或阿夫唑嗪），另一部分人服用安慰剂，之后再次自慰。并且在志愿者每次射精后立即收集他们的尿液。

第 5 天，服用坦索罗辛的志愿者射精量比第一次低得多，其中三分之一完全没有精液射出，同时尿液中不存在精液成分，证明这种精液量的减少不是逆行射精（如果是逆行射精，尿液中会存在精液），而是由药物引起的无精症。这就是两位医生提供的证明。而服用阿夫唑嗪或安慰剂的志愿者，射精状况不会出现明显变化。

药物治疗时需要非常谨慎，要给身体一定的适应时间，比如起身时，要缓慢地从坐姿过渡到站姿。

一些 α_1 受体阻滞剂（坦索罗辛和赛洛多辛）会抑制精囊的收缩而影响射精：射精时精子的数量减少，甚至没有精液排出。这些不良反应在停止治疗后会很快消失。

2. 磷酸二酯酶 V 型抑制剂

这个名字可能十分陌生，但如果说万艾可（西地那非）就属于磷酸二酯酶 V 型抑制剂，你肯定就明白了。那么，一种治疗勃起功能障碍的药物与前列腺增生治疗有什么关系？这是一种治疗增生的新方法，才在临床中应用了几年。它之所以能改善勃起功能障碍，是因为它可以松弛阴茎海绵体的肌肉组织，增加血流，使阴茎更加坚挺。从松弛海绵体肌肉到松弛前列腺肌肉，可以说只有一步之遥。而这一步已经被跨越了，磷酸二酯酶 V 型抑制剂中的一种药物——**他达拉非**（商品名"希爱力"），能够同时松弛海绵体肌肉和前列腺肌肉，从而治疗勃起功能障碍和前列腺增生。

为了证明这一点，一项 500 名病人参与的大型研究将他达拉非与一种 α_1 受体阻滞剂（坦索罗辛）进行了比较。两种药物治疗泌尿系统问题的效果接近，但他达拉非还能改善病人的勃起功能。他达拉非可以治疗前列腺增生，但其他磷酸二酯酶 V 型抑制剂类药物（西地那非、伐地那非、阿伐那非）都不可用，因为只有他达拉非具有足够长的作用时间，每天只需服用一次。

这种治疗方法耐受性良好，但目前由于其高昂的价格（每月约 80 欧元，不能由社保报销），还没有得到广泛使用。即将到来的廉价仿制药可能会让这种治疗方法得到广泛使用。事实上，二分之一因增生引起泌尿系统问题的男性都有勃起功能障碍，而这种药物可以同时改善这两种症状。

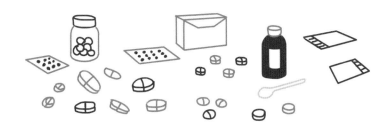

缩小前列腺体积：5α-还原酶抑制剂（非那雄胺和度他雄胺）

让我们面对现实吧，**没有任何药物可以重塑前列腺**，使前列腺永葆青春。在最好的情况下，5α-还原酶抑制剂可以使前列腺的体积缩小 20%～25%。这个效果已经很不错了，而且往往能有效改善症状。经过多年的研发，这种药物的出现可谓是掀起了一场变革：我们已经成功地找到了一种可以取代前列腺增生手术的药物。通过服药，前列腺会缩小很多，可能就不需要做手术了。然而，在对几千名病人进行的大型临床试验之后，结果让我们有些失望。病人的前列腺肥大的确有所改善，但并不是所有病人都是如此；而这种新药最多让前列腺的体积缩小 20%～25%。还有研究表明，这种治疗方法并不能取代手术，但它确实将进行手术的概率降低了 25%。

非那雄胺和度他雄胺还使尿潴留的风险降低了 25%，鉴于尿潴留会给病人的生活造成极大痛苦，这个疗效是相当重要的。每天服药一次，这两种药物都能改善泌尿系统症状，但不会立刻就见效，这一点与 α_1 受体阻滞剂不同，α_1 受体阻滞剂的效果立竿见影，而 5α-还原酶抑制剂则需要大约 6 个月的时间才能看到效果，因为改变前列腺需要时间。建议服用此类药的病人在进行性行为时使用避孕套，因为在病人的精液中可能存在药物成分，这可能导致胎儿的生殖器发育异常。

5α-还原酶抑制剂，顾名思义，就是抑制 5α-还原酶发挥作用，这种酶在前列腺细胞中将睾酮转化为双氢睾酮，后者刺激前列腺细胞生长。因此，通过使用 5α-还原酶抑制剂，可以抑制前列腺细胞的生长。此药还导致 PSA 水平下降，PSA 反映了前列腺细胞的活跃程度。用这种方法治疗时，PSA 水平几乎减半。PSA 的下降不会掩盖潜在的癌症风险。相反，在治疗阶段，PSA 应该处于下降状态而不是再次上升。如果在治疗时 PSA 水平上升，那么应该考虑是否有癌症。

多米尼加共和国的"Machihembras"(由女性变男性的儿童)和治疗前列腺增生的药物之间有何联系?头发"春风吹又生"的秘密究竟是什么?

　　1974 年,人们发现了"Machihembras"的秘密。Machihembras,字面意思是"一开始是女人,后来变成男人",也称为"Guevedoces",意思是"12 岁的阴茎",这个词用来指生活在多米尼加共和国的假两性人。他们生来就有女性的外生殖器,在青春期时却会出现男性性征,长出阴茎,而前列腺一生都处于萎缩状态。直到 1974 年,都没有人知道原因。同年,人们发现这种假两性畸形是一种 5α- 还原酶先天性缺陷。这种称为 5α- 还原酶的物质可以将雄性激素睾酮转化为双氢睾酮,而双氢睾酮刺激前列腺的生长。这一发现表明,5α- 还原酶的缺乏是造成成年的"Machihembras"前列腺萎缩的原因,这让制药业的研究人员产生了研发一种药物以阻断这种酶的想法,让男性前列腺缩小。

　　18 年后,非那雄胺问世,它是一种 5α- 还原酶抑制剂。在对数千名病人进行了许多大规模的研究后,非那雄胺获得上市批准,被用于治疗前列腺增生。非那雄胺使前列腺不再受到睾酮的刺激,有效地缩小了前列腺体积,改善了泌尿系统症状。

　　雄激素性脱发是另一种与睾酮有关的异常状况,同样可以用非那雄胺来治疗。被这个问题困扰的通常都是年轻人,他们头顶的头发渐渐脱落,露出头皮,过早地迎来了秃顶。要改善脱发,每天服用小剂量的非那雄胺(治疗前列腺问题每天 4 毫克,治疗脱发只需要每天 1 毫克)就足够让头发重新生长。

5α-还原酶抑制剂降低 PSA 水平的作用对于 PSA 水平很高的**前列腺肥大**病人的治疗特别有效。如果在治疗过程中，PSA 水平下降而不上升，那么之前的高 PSA 水平确实只是由增生引起的；相反，如果在治疗几个月后 PSA 水平再次上升，此时就该考虑癌症的可能了，应进行相关检查。

但 5α-还原酶抑制剂**会影响性功能：在 20% 的男性中，这些药物会导致勃起障碍和性欲下降**。这些不良反应可能发生在治疗的前 6 个月。过了这个阶段，如果人体对药物耐受良好，就不再会出现不良反应了。但是，如果出现不良反应，应立即停止治疗，因为某些病例即使停止治疗，不良反应也可能持续存在。持续存在的不良反应主要与低剂量非那雄胺的使用（用于治疗脱发）相关（见第 63 页）。

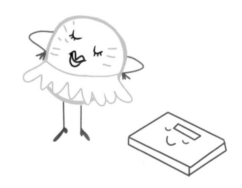

噢！减重成功的感觉真是太棒了！

松弛膀胱：副交感神经抑制剂和β₃肾上腺素受体激动剂

前面提到过，当前列腺增生引起尿道梗阻时，**膀胱不得不用力地收缩**，使尿液排出。每次排尿时，强力的收缩反复进行，日复一日，最终会让膀胱发生改变：它变得更加敏感，越来越难以忍受充盈的感觉。这表现为更频繁、更急迫，甚至是迫不及待的排尿欲望，甚至可能出现失禁。尿失禁是因为极度尿急的感觉导致无法憋尿。膀胱收缩不再受意识控制，几乎是反射性的，只要膀胱中有尿液就会开始收缩。

服用松弛前列腺或缩小其体积的药物可以使尿液更加通畅地通过前列腺而从尿道排出，但不会改善膀胱的异常收缩——效果不甚明显并且起效相当缓慢。

要治疗膀胱过于敏感导致的反射性收缩，有两种方法：要么抑制收缩，要么膀胱舒张。因此，通常使用两类药物，第一类作用于控制收缩的神经，第二类作用于控制膀胱舒张的神经。

注意：抑制收缩或松弛膀胱会降低膀胱的收缩力度，并可能导致排尿不畅。在开始治疗之前，应该确保膀胱完全排空，也就是在排完尿后，膀胱内残留的尿液少于 200 毫升。

膀胱的收缩依赖于自主神经系统的副交感神经系统：当该神经系统被阻断时，收缩就被抑制了。这就是**副交感神经抑制剂**的作用，是治疗膀胱异常收缩最传统的方法，此类药物有奥昔布宁、索利那新、托特罗定、曲司氯铵等。这些药物非常有效，但有不良反应，因为它们同时也会抑制身体内副交感神经系统的其他功能。例如，服用这些药物时，可能会出现口干，因为副交感神经系统控制唾液分泌；或者是便秘，因为副交感神经系统控制肠道的运动。

副交感神经系统还参与控制某些高级功能，特别是记忆功能。如果患有帕金森病或者有其他记忆问题，那么服用副交感神经抑制剂时应特别注意，因为这些药物会加剧记忆力下降，甚至在几年内增加**帕金森病**病人痴呆的风险（见第 66 页）。最后，如果病人患有急性青光眼（眼压极高），就不能服用此类药物，因为它们会使病情恶化。

膀胱的舒张受交感神经系统支配：当该神经系统受到刺激时，膀胱会舒张。这就是米拉贝隆（Mirabegron，β_3 肾上腺素受体激动剂）的作用。目前而言，它是唯一的该类药物。

米拉贝隆（服用剂量为每天一片）似乎与副交感神经抑制剂的疗效一样好，且它不良反应很少，因此病人往往更青睐它而不是抗胆碱药（大多数副交感神经抑制剂都是抗胆碱药）。米拉贝隆可以与副交感神经抑制剂联用，疗效更佳，如果副交感神经抑制剂没有效果，米拉贝隆往往能起作用。然而由于米拉贝隆不在社保报销范围内，其使用还不广泛。

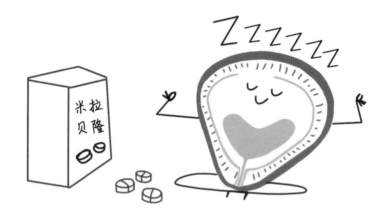

如果排尿异常问题不是因为前列腺异常而是帕金森病

帕金森病是仅次于阿尔茨海默病的第二常见的神经系统变性疾病。 据统计，2% 的 65 岁以上男性受到帕金森病的困扰，其中 80% 都有排尿异常问题，如尿频、尿急或尿失禁。

这些泌尿系统症状可以发生在帕金森病的任何阶段，可能是早期，甚至可能是帕金森病的先兆。当男性出现尿频、憋尿困难等症状，伴有手部轻微颤抖，或活动时身体僵硬，这些都预示着帕金森病。

　　帕金森病病人之所以尿频、尿急，是因为帕金森病导致某些神经元（多巴胺能神经元）的死亡，这些神经元控制身体的运动，也控制膀胱的收缩。帕金森病的治疗会帮助病人解决一些膀胱问题。如果膀胱问题不完全是由帕金森病引起的，那么应该慎用抗胆碱药物，因为此类药物会在几年内增加帕金森病病人痴呆的风险。挪威的一项早期研究结果显示，如果帕金森病病人服用抗胆碱药，痴呆的概率会增加一倍。可以使用替代药物——β_3肾上腺素受体激动剂米拉贝隆，它不会对高级功能造成影响，没有记忆下降或痴呆的风险。

　　最后，存在同时患有**帕金森病**和**前列腺增生**的可能。在这种情况下，病人会同时出现尿急和尿流小的症状，而对帕金森病的治疗并不能完全解决排尿问题。需要注意的是，如果对帕金森症病人进行前列腺手术，由于病人很难控制膀胱收缩，术后会有很大的尿失禁风险。为了避免这种风险，可以通过在前列腺中放入支架以打开前列腺，进行模拟手术。如果在放入支架的情况下，病人的症状好转且没有发生尿失禁，那么就可以安全地进行手术。

药物治疗

　　患上前列腺增生症并不是治疗的原因：我们不会只因为前列腺肥大而治疗它。只有前列腺增生给病人造成了不适和困扰，才需要接受治疗。目前只有大约 20% 的前列腺肥大病人会有明显的不适症状。

▶ 治疗率因地区而异

　　令人惊讶的是，在法国，男性接受前列腺增生治疗的比例有地域差异（见第 59 页地图），而男性患前列腺疾病的比例上却不存在这种地域差异。选择不就医的原因可能是某些地区缺乏泌尿外科医生，或者是人们对自己的前列腺健康不够重视。

▶ 如何选择药物

　　原则上，一开始医生会给病人开植物药（非洲臀果木或锯棕榈提取物）或 α_1 受体阻滞剂。如果这些药物不起作用，则要改变治疗方法。

- 如果在治疗后仍然有尿流小和排尿困难的症状，且前列腺仍然肥大，那么可以使用 α_1 **受体阻滞剂和 5α−还原酶抑制剂。**
- 如果在治疗后仍然有尿频、尿急的症状，可以使用 α_1 受体阻滞剂和抗胆碱药，或者 β_3 肾上腺素受体激动剂。
- 如果在治疗之后出现勃起功能障碍，可以使用磷酸二酯酶 V

型抑制剂。

必须终身治疗吗

治疗前列腺增生的目的当然是为了缓解不适症状，也是为了防止情况恶化从而避免手术。

长期以来，人们都认为没有任何药物能够逆转病情的发展，如果有一天病人到了必须接受前列腺手术的地步，那么无论是用什么药物，手术都是不可避免的了。

然而在过去的 15 年里，转机出现了：5α-还原酶抑制剂的出现降低了手术和尿潴留的概率，而 α_1 受体阻滞剂的发展，使尿潴留的病人得以恢复正常排尿。

针对那些随着时间推移病情可能恶化的病人，应终身治疗以避免他们病情加重。显然，只有在病人长期存在病情恶化的风险时，才会采取终身治疗的模式。也就是说，要对年纪最大、前列腺最大、尿量最少、排尿后残余尿量最多的病人进行终身治疗。

根据官方统计数据，男性患前列腺疾病的风险从 62 岁开始上升，这个年纪的病人普遍 IPSS 得分高于 17，前列腺重量大于 31 克，PSA 水平高于 1.6 纳克每毫升，最大尿流率小于 10.6 毫升每秒，排尿后残余尿量大于 39 毫升。然而，这些数值只是统计数据，不能直接对应每个人的情况，并且风险的增加仅和数值呈弱相关。

这是一个趋势：**年龄越大，前列腺越大，造成的麻烦越多，随着时间的推移，出现并发症的风险越高，因此医生建议终身治疗的可能性就越高。**

其他一些病例，随着时间的推移，病情可能不会发生改变，甚至有自行好转的可能。对于这些病人来说，病情随时间恶化的可能性很小，可以考虑在治疗 3 个月后就停止治疗，直到症状重新出现时再进行治疗。

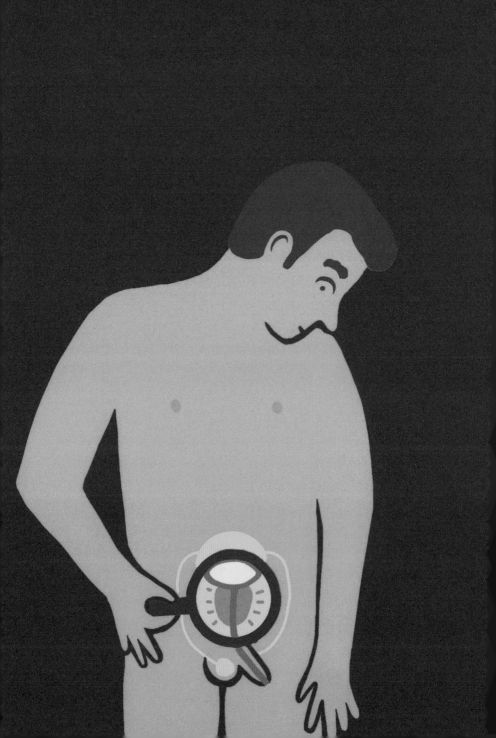

下一个病人
是谁?

该做手术
还是得做

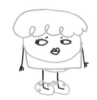

手术治疗

手术治疗就是摘除堵塞膀胱出口的前列腺增生组织。这与前列腺癌手术不同,不用切除整个前列腺,而只切除在其中心形成的增生组织。生长在前列腺中心的增生组织与它周围的前列腺组织(前列腺外周带)之间的界限清晰可见。

如何评估手术的必要性

非常粗略地讲,以下两种情况有必要进行手术:

- 出现并发症(完全尿潴留、膀胱结石、大量出血或反复感染),或有并发症风险(慢性尿潴留、排尿后残余尿量大)。在这些情况下,医生会建议手术。
- 如果在药物治疗后症状持续(如尿急、尿频等),往往病人会要求手术,因为此时泌尿系统问题已经影响到了病人的正常生活。

残余尿量测定，小心闹出乌龙

残余尿量是指在排尿后膀胱内剩余的尿液量。正常情况下，残余尿量应该少于 200 毫升。残余尿量偏高意味着膀胱排空不完全或膀胱损伤。对于泌尿外科医生来说，这是一个是否建议手术的参考指标。

需要注意的是，当你按照要求在检查前喝了 1 升水，以使影像科医生进行超声检查时你的膀胱处于充盈状态；而医生通常会要求你尽快去排尿并回来，以测定膀胱内的残余尿量，此时膀胱过于充盈可能就会造成尿排空困难，**膀胱中的残余尿量虚高**，容易导致误诊。如果厕所就在候诊室里，排队的人很多的话，你排尿就会很困难，因为害怕别人等待太久只能挤出几滴，当你回到检查室时，由于膀胱里有大量残余的尿液，影像科医生会在报告上写明残余尿量过多。

然而，当检查结束，病人离开后很快就会再次排尿，甚至可能完全排空。这样残余尿量测定结果是不准确的，病人有可能白白做了手术！

要测定残余尿量，在检查前不用饮水，膀胱不应充盈。
如果影像科医生因为你的膀胱是空的导致无法检查而生气，
这反倒好了，因为这说明你的膀胱中没有残余尿液。

手术的原理

在我早年读医学院的时候，我认为泌尿外科医生很厉害，他们能切除尿道周围的增生组织而不会损伤尿道。当我知道尿道前列腺部是由前列腺形成的，我感到很失望。它不是一条贯穿前列腺的管道，而是前列腺本身形成了一条穿过中心的通道。随着前列腺体积增长，尿道变得越来越窄。要疏通尿道，就要切除增生组织，之后尿道就通畅了，前列腺剩余的外周带会形成新的尿道壁。

想象一下自己坐船行驶在米迪运河[①]上。突然间，河岸的塌方阻碍你继续向前。想要通过障碍，要么自己用镐和铲子凿开河岸，拓宽河道；要么请米迪运河管理部门调用挖泥船疏通河道。这就是泌尿外科医生做前列腺增生手术的原理。医生们不用铁锹、镐或挖

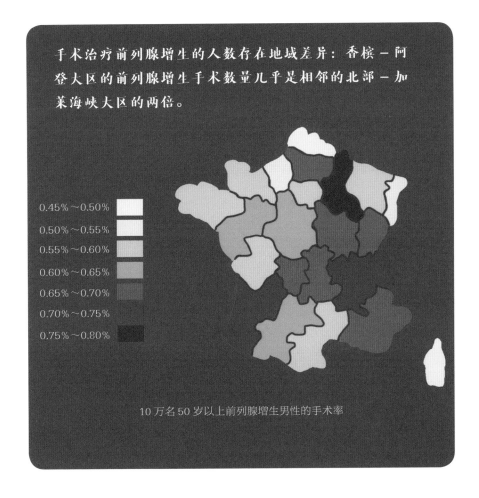

手术治疗前列腺增生的人数存在地域差异：香槟－阿登大区的前列腺增生手术数量几乎是相邻的北部－加莱海峡大区的两倍。

0.45%～0.50%
0.50%～0.55%
0.55%～0.60%
0.60%～0.65%
0.65%～0.70%
0.70%～0.75%
0.75%～0.80%

10万名50岁以上前列腺增生男性的手术率

① 法国南部一条连接加龙河和地中海的运河。

泥船，而是使用小型电切镜。医生将小型电切镜从龟头上的尿道口放入，沿着尿道一直进入到阻塞处，将阻塞尿道的增生腺体一片一片切除，然后使用冲洗器让切下的组织从病人体内排出。这种手术称为经尿道前列腺切除术。

经尿道前列腺切除术是法国最常进行的手术之一，每年约有6万名法国男性接受前列腺增生切除治疗。住在法国任何地区的男性，随着年龄增长受到前列腺增生困扰的比例是差不多的。然而，各地区做增生手术的人数之间存在很大差异，原因尚不明确。一个解释是一些地区的泌尿外科医生数量不足。

手术的操作

有两种操作方式：

经尿道前列腺切除术：我们已经了解了其原理，这种手术是通过尿道内部对前列腺增生部分进行刮除。也可以用激光汽化增生部分来代替电切镜切除增生部分的方法。原理是相同的，只是医生做手术时使用的工具不同。

这种手术需要进行全身或下半身麻醉（脊柱麻醉）。手术持续约1小时，在某些情况下这种手术无须留院观察，手术当天晚上病人就可以回家。在手术结束时，医生会在病人体内安装一根导尿管，如有必要，可以通过导尿管用生理盐水持续冲洗伤口，直到出血停止。

就算前列腺并不肥大，也有可能要采取手术。因为有可能出现增生体积不大但生长位置不好的情况，会妨碍尿液排出。手术只需要在前列腺上开一个切口，就可使前列腺放松，并拓宽其中心的尿道，让尿液更容易通过。这个手术被称为"膀胱颈切开术"。之所以提到膀胱颈，是因为在手术中外科医生会切断覆盖前列腺的膀胱颈，因为膀胱颈狭窄和挛缩也有可能阻碍尿液排出。

耻骨上经膀胱前列腺切除术。这种手术仅占前列腺增生手术的10%左右，只有当病人的增生部分体积非常大时才需要进行这种手术，因为巨大的增生组织用电切镜处理起来非常耗时。要切除增生组织，需要打开膀胱，从上部取出增生组织。

因此，这种手术需要做一个开放性切口——下腹部正中的垂直切口，从阴茎根部起，向肚脐延伸5～8厘米。医生需要拉开腹直肌，切开膀胱，用手指穿过膀胱，取出增生组织，就像从蛋杯中取出鸡蛋——如果将鸡蛋比作增生组织，蛋杯则是前列腺外周带。然后需要缝合膀胱、肌肉和皮肤，并留置导尿管4～5天。接受该手术治疗的病人恢复时间比经尿道前列腺切除术治疗者稍长，因为膀胱的切口需要几天时间才能愈合。

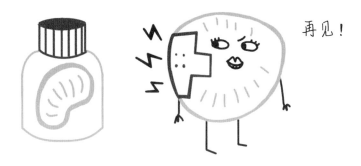

要切除体积较大的增生组织，还有一种办法：**经尿道前列腺剜除术。**这种技术不是很普及，因为它的操作很难学，手术需要花很长时间，且效果还有待验证。医生需要通过尿道到达前列腺，凝固或切割增生组织和前列腺外周带之间的附着点，将增生组织从前列腺外周带上剥离。但在这种情况下，膀胱仍然处于关闭状态。切除的增生组织被推入膀胱，在膀胱中被粉碎，然后被冲出体外。

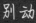

激光与前列腺

激光是现代社会的伟大成果之一，它是高科技和高效率的象征和代名词。

激光，正如它的英文名 "light amplification by stimulated emission of radiation"（通过受激辐射产生的光放大）一样，只是一种特定的光，一定的波长对应一定的颜色。当激光遇到障碍物时，它所蕴涵的能量被障碍物吸收并转化为热量。因此，激光可以烧毁组织，还会烧毁其路径上的一切东西——在激光照射路径上，不能存在任何其他障碍物。

应用在前列腺上，完全可以将激光光线和进入尿道的内镜相结合，与前列腺接触并将其烧毁。事实上，比起烧伤，激光传递的能量非常高，以至于组织会被立刻蒸发；在激光束照射之下，前列腺增生组织消失了，就像被清除了一样。与电切术相比，甚至不需要清理术后的组织碎片，前列腺增生不存在了，它已经被汽化了。至少在理论上是这样，而在实践中，激光汽化术也可能无法完全切除前列腺增生组织：在激光汽化术治疗后，三分之一的病人在5年内会再次出现前列腺梗阻，需要重新手术；而在电切术后，只有十分之一的病人需要接受二次手术。

激光汽化术后，往往会有一段痛苦的时期，盆腔内有刺激感和烧灼感，还会尿急。这些不良反应在几周内会逐渐消失。

在手术后的头几年，激光汽化术与电切术的效果相同，但缺乏关于长期效果的数据。显然，激光汽化术后需要二次手术的概率更高。

激光汽化术和电切术都会引起逆行射精，但不影响勃起功能和性高潮。那么，激光手术有何优势呢？与电切术相比，激光手术唯一得到证实的优势是出血的风险减小了——尽管电切术的平均出血量也并不高，不超过一次献血量。

需要服用抗凝血药的病人属于特殊情况，因为在某些情况下，激光手术无须病人停止服用抗凝药。

术后并发症和后遗症

摘除增生组织不可避免地会引起少量出血。但出血量不会很大：平均总出血量为 400～500 毫升，相当于一次献血的量。

然而，手术后也可能会发生更严重的出血，为此泌尿外科医生会将导尿管留置更长时间以冲洗伤口，有时甚至会再次手术以止血，不过这种情况非常少见。

摘除增生组织可能会释放前列腺内的细菌：术后尿液检查常常显示有细菌存在。严格来说，这些都不属于院内感染，因为病人到医院接受治疗的时候前列腺内就携带有细菌，然而他们对此并不知情。有时病历显示该病人几年前有尿路感染或前列腺炎，这可以解释前列腺内携带细菌的现象（见第 8 页），但情况并不总是如此。

在正常状态下，细菌可以在前列腺中繁殖，而病人对此完全不知情。**在接受前列腺手术的男性中，约有 20%～25% 属于这种情况。这些细菌包括葡萄球菌、大肠杆菌或肠杆菌科的其他细菌，它们沿着尿道向上，无声无息地停留在前列腺中，不会引起任何不适。**而手术将它们释放到尿液中。一般几周后，不需要借助抗生素或其他任何治疗，这些细菌就会消失，尿液将重新变成无菌状态。然而，为了避免这些细菌在手术过程中造成隐患，在手术开始前通常要给病人注射预防剂量的抗生素。

极少病例术后确实可能发生感染，感染会沿输精管逆行进入阴囊，这就是附睾炎（附睾就是覆盖睾丸并将精子从睾丸引向前列腺的结构）。在术后几天里，病人会感到阴囊剧烈疼痛，阴囊发红肿大。此时可以用抗生素治疗 2～3 周，病情就会好转。

摘除增生组织时不会影响尿道括约肌，因此手术引起尿失禁（病人最害怕出现的情况）的风险是很小的。然而，在手术后的 6～8 周，可能会有一些小"事故"，都是意料之中的。当前列腺正在愈合时，该区域会受到很大的刺激，这可能会导致突然而紧迫的尿意。在这种情况下，如果尿液中有细菌，应使用抗生素，如果没有，应服用抗胆碱药以抑制膀胱收缩（见第65～66页）。

摘除增生组织不会影响勃起神经，理论上没有阳痿的风险。然而，一些病人发现他们的勃起功能在术后有所下降，但另一些病人则发现他们的勃起功能有所改善。

在瑞士，一项研究调查了2000—2005年期间1 014名接受前列腺增生手术的病人术前、术后的性生活情况。该研究在14家机构进行，研究结果由一个来自苏黎世的团队于2007年发表。结果显示，在前列腺切除术后，一半的病人勃起功能没有变化；20%的病人勃起功能下降，30%的病人勃起功能比术前更好。目前还没有找到手术前后勃起功能变化的合理解释，当然也有可能是心理因素的作用。

增生组织切除后一段时间无法射出精液，这属于**逆行射精**，精液倒流进入膀胱。正常情况下，射精时膀胱颈必须处于关闭状态，而要达到这种状态，前列腺上部必须进行收缩而紧紧闭合。在切除增生组织后，前列腺上部不能再这样闭合了，因为手术打开了前列腺，以让尿液通过。

逆行射精在术后很常见，并且极少数病例的症状会持续。有些男性可能对此感到遗憾，但其实这个后遗症无伤大雅。要强调一点，逆行射精并不会影响勃起和性爱的快感。

增生组织切除后逆行射精，就有可能不能再生育了。精子一旦进入膀胱，就会随尿液排出体外，但这种现象对膀胱功能没有影响。

前列腺增生手术的治愈率接近100%

这个数据是符合逻辑的：**前列腺增生阻碍尿流**，切除增生组织消除了排尿的障碍，病人就痊愈了。因此，术后症状改善的效果是惊人的，特别是在排尿力度方面。术前，病人在排尿前要等待一段时间，扶起阴茎用力排尿，还要注意不把尿液滴到鞋上，因为尿流非常细弱，尿完后没多久又想排尿。而现在，一切都不同了。排尿迅速、有力，就像患上增生之前一样。病人已经快忘记自己之前排尿的状态了，无须等待，就像呼吸一样自由简单。当病人回医院进行术后检查时，大多数病人都告诉我：**"这真是太棒了，我应该早点做手术！"**

手术痊愈后，大多数病例终生不会复发。手术后，前列腺会重新生长，但这需要时间，而要再次长到引起梗阻的状态就需要更长时间了。只有不到10%的病人一生中需要进行两次前列腺增生手术。

有时，病人手术后至少几个月仍需继续服用松弛膀胱的药物（见第64～66页），因为膀胱习惯于对抗前列腺的阻碍，即使增生组织已经被切除了，膀胱也会继续频繁收缩。随着时间的推移，在几个月内，膀胱的收缩就会恢复正常状态。

其他前列腺治疗技术

> 要砍头、开膛、扒皮，是吗？如果是为了我的宝贝，那么我愿意接受。
>
> —— 法国电影《OSS117之开罗谍影》

要在不做手术的情况下治疗前列腺增生，倒也不需要"砍头、开膛、扒皮"，而可以尝试借助**加热、灼烧、支架、脱位、酒精、肉毒毒素、扩裂、栓塞**等治疗手段，让病人免受手术之苦，能够正常射精，同时也能正常排尿。

正常排尿、正常射精，这是所有前列腺病人梦寐以求的事情，也是所有泌尿外科医生最希望的治疗效果，还是所有制造商销售的治疗仪器的最高使命。简而言之，每个人都想创造有此奇效的仪器和技术，这将是前列腺治疗的一次伟大变革。

目前已经有许多人投身该领域，未来还会有更多人加入。在过去的 25 年里，新的仪器、技术时常出现，它们声称能达到传统手术的治疗效果，同时还能保证病人在治疗后射精功能不受影响。

还记得在 1990—2000 年期间，出现了"前列腺热疗仪"，一种微型的微波装置，可以通过尿道加热前列腺，直到前列腺的温度略高于人高烧时的体温。人们曾经对这种仪器抱有很大希望，但事实证明其效果跟安慰剂差不多，令人失望。

后来有了前列腺超声治疗仪，可以通过直肠将前列腺**加热到100℃，然而疗效并没有得到改善。**

还有一些非常有创意的人，提出通过阴茎插入一个气囊，并在前列腺内充气，使前列腺脱位。他们的想法是破坏所有限制尿液通道的环形纤维，但这样只会使前列腺出血，而对改善尿液通道没有帮助。

有人甚至把**乙醇**注射到前列腺中，想要溶解它，当然没有成功，而且这样做更有可能溶解前列腺正上方的膀胱。

肉毒毒素，是一种广受欢迎的用于消除面部皱纹的物质，也曾被尝试注射到前列腺中，希望达到松弛肌肉的效果，使前列腺放松，以让更多的尿液通过。国际社会曾经非常热衷于这个方法，直到一项对照试验表明肉毒毒素对治疗前列腺增生的作用比安慰剂大不了多少。

这些技术没有一项能和**外科手术**的效果相比。在新的发明尚未出现之前，目前有两种仪器治疗正在应用：前列腺扩裂术和前列腺动脉栓塞治疗。

当然，**前列腺扩裂术**是一种形象化的比喻。这种治疗方法需要在前列腺两侧叶各套上一个橡皮圈，使其回缩，从而使两侧叶的间距变宽。这种方法的疗效无论是在改善尿流还是在保持射精功能方面都是不错的，但要使用这种方法，前列腺的形状必须合适，并且前列腺中叶也不能太大。这种方法需要终生使用橡皮圈。

前列腺动脉栓塞治疗就是阻断前列腺的主要动脉，使前列腺缺血、萎缩，之后前列腺就依靠其他侧支血管供血。这种治疗由介入放射科医生进行，因为他们擅长进行各种动脉的栓塞，如精细的脑动脉，或更大的子宫动脉或肾动脉。他们将一根**导管**插入动脉，（一般是在腹股沟或手腕处），慢慢将这根导管引导到前列腺的动脉。这并不容易，因为血管往往是蜿蜒曲折的。然后往前列腺动脉中注射栓塞微球将其堵塞。再在前列腺动脉的另一端也进行相同操作。整个治疗需要进行局部麻醉，大概持续两个小时。

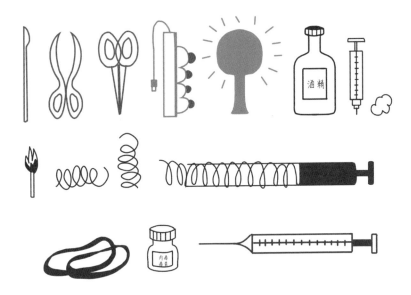

这项技术的原理早就存在了，韩国和葡萄牙在 10 多年前开创了这项技术，用于治疗身体虚弱而无法进行手术的病人。在法国，能开展这项治疗的医院还很少。前列腺动脉栓塞治疗同任何新出现的技术一样，受到了热烈欢迎。目前关于前列腺动脉栓塞治疗是否能真正取代手术的研究正在进行，有一点可以肯定，如果前列腺动脉栓塞治疗不成功，完全不会对之后的手术造成影响。

前列腺支架治疗与前两种方法不同，这是一种临时解决方案。前列腺支架也被称为"螺旋支架"或"法比安支架"。K. M. 法比安博士是一位美国泌尿外科医生，他在 1978 年设计了一个可以通过阴茎插入进入尿道的金属螺旋，它通过自身带有的一个环卡在尿道括约肌上，以固定位置。在局部麻醉的情况下将其置于前列腺内部，这个螺旋可以分开前列腺的两侧叶，使尿液畅通无阻地排出。

这种金属螺旋之所以如此成功，是因为它是可替换的。一旦被放置于合适的位置，它可以在前列腺内保持 6 个月至 1 年，但到期之后必须更换新的，因为螺旋缝隙之间容易形成结石。这种螺旋支架至今仍是世界上使用最广泛的支架。严格来说，它并不是手术的替代方案，因为这种支架不是永久性的，它不能治愈前列腺增生，但可以改善前列腺增生引起的不适。

> **前列腺支架的实用性在以下两种情况下是非常显著的。** 第一种情况，病人有尿潴留，却因为太虚弱而无法进行手术，可以先安装这种螺旋支架，等到病人好转再进行手术，而不必在手术前安装导尿管。第二种情况，如果不确定病人的症状是由前列腺增生引起的还是神经问题引起的，螺旋支架的作用就是模拟前列腺增生切除手术之后的状况，如果病人在植入螺旋支架后情况得到改善，这意味着其泌尿系统问题确实是由增生引起的，而且可以预测病人在进行手术之后情况会在很大程度上好转。

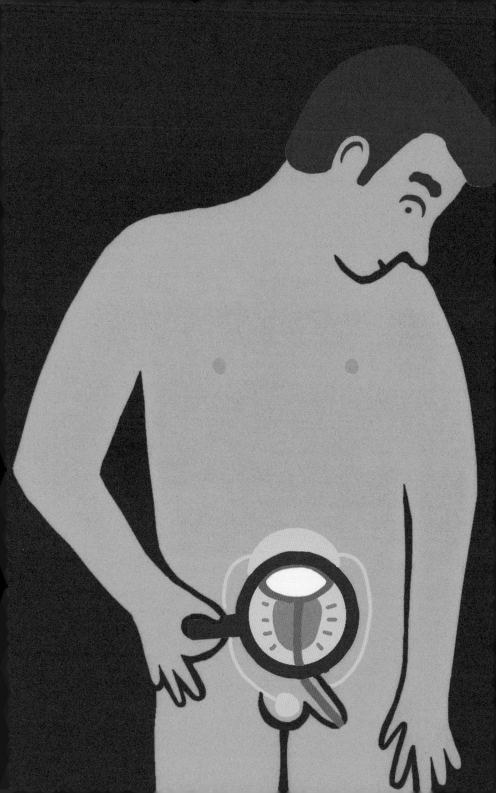

第二部分

前列腺癌

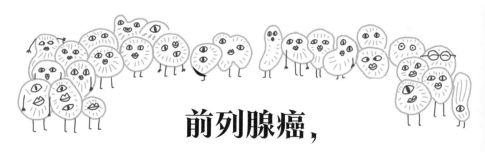

前列腺癌，
男性的噩梦

前列腺癌是一种恶性肿瘤，由前列腺细胞发展而来
（而前列腺增生是良性的，由包裹前列腺小腺体的纤维和
肌肉组织发展而来），是男性常见的癌症。

🦴 保持乐观，事情没那么坏

在法国，**每年新增 5 万至 6 万个前列腺癌病例，有 8 000 至 1 万
名法国人因前列腺癌去世**。两组数据之间的巨大差值表明前列腺癌
的治疗是有效的，并且即使不治疗，也不是所有的前列腺癌都会致
命。这个问题我们后面还会再谈到。

2015 年，法国本土新增癌症病例数约为 38.5 万（21.1 万名男
性和 17.4 万名女性），而因癌症死亡的人数约为 14.95 万（8.41 万
名男性和 6.54 万名女性），相比较之下，前列腺癌的致死率是低于
其他癌症的。

为什么法属安的列斯地区有这么多前列腺癌病例

法属安的列斯地区的前列腺癌发病率和死亡率约为法国本土的两倍。在安的列斯地区，二分之一的癌症病例都是前列腺癌，而至于其他癌症，在安的列斯地区的发病率就低于法国本土了。

安的列斯地区前列腺癌的高发病率可能要归结于以下两个原因：首先是岛上人口具有非洲血统，带有前列腺癌的遗传预先倾向性（8号染色体8q24区的遗传变异）；其次，岛上的土壤被香蕉种植园使用的杀虫剂十氯酮（1993年起禁用）污染，这种杀虫剂具有雌性激素特性，可能使前列腺细胞的生长活动发生改变。

晚年高发的癌症

前列腺癌是一种晚年高发的癌症：确诊病人平均年龄约为70岁，而大部分因前列腺癌死亡的病人都大于75岁。

大多数情况下，前列腺癌具有多灶性：前列腺多个位置可能同时发生癌变。一旦患上前列腺癌，整个前列腺都有可能发生癌变：在已经发生癌变的肿瘤旁边，还有其他癌细胞向整个前列腺扩散。这些癌症病灶，分散在好几处，最早开始于前列腺外周带（而腺瘤则发生于靠近尿道的内部）。因此，必须对整个前列腺进行治疗，而不仅仅是治疗发生癌变的部分。

癌变通常发生在前列腺外周带边缘，早期没有症状，因为肿瘤长大到足以阻塞尿道影响排尿，需要很长的时间。而因为癌变发生在前列腺外周带，医生可以通过直肠检查很容易地发现前列腺癌，癌变部位是一个小硬块，而前列腺的其他部分是柔软的。

如果不治疗，癌症可能逐渐从前列腺扩散到周围的脂肪中。这一阶段对于癌症的治疗非常关键，因为癌细胞一旦突破前列腺包膜，治疗就会更加困难。

在晚期，一旦癌细胞扩散出前列腺，可能会侵犯邻近器官，如精囊、膀胱或直肠。同时，癌症可能会转移到淋巴结或远处的器官，特别是肺和骨骼。

前列腺癌是否会遗传

前列腺癌的遗传性易感因素确实存在，但只涉及大约 20% 的病例。假如说一个人的父亲在 80 岁时死于前列腺癌，又或者他 65 岁的兄弟刚刚被查出前列腺癌，这并不意味着这个人就很可能患前列腺癌。如果怀疑有前列腺癌的家族遗传倾向，那么病人必须满足以下这些非常严格的条件：

- 一级亲属（父亲、儿子、兄弟）或二级亲属（侄子、外甥、叔、伯、舅）中有三例前列腺癌病人；
- 一级亲属（父亲、儿子、兄弟）或二级亲属（侄子、外甥、叔、伯、舅）有两例前列腺癌病人，且确诊时不足 55 岁；
- 应该特别注意，如果病人在 50 岁之前查出局部侵袭性癌症或转移性癌症，医生应该考虑某些基因（HOXB13 和 BRCA2）的突变，并进行相关检查，这些基因也与某些乳腺癌的病例有关。

如果有高遗传风险，建议进行专门的监测。

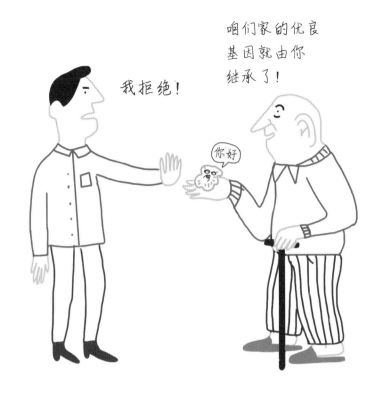

如何确定自己得了前列腺癌

大多数时候病人并不会察觉到自己得了前列腺癌，基本上是偶然到医院验了一次血之后发现 PSA 水平异常（见第 62、64 页）。

大多数病人此前并没有感到不适，甚至没有泌尿系统症状，去看泌尿外科医生也只是想检查自己的泌尿系统是否健康，或者去看心脏科医生或全科医生，而医生想要了解病人的 PSA 水平（有时保险公司在承保或银行在放贷之前想要了解被保险人或贷款人的身体状况），将这项检测开到了血液化验单里。病人拿到化验结果，显示 PSA 水平超标，然后医生会让病人继续做一系列前列腺癌相关的检查，尽管病人生活习惯健康，没有任何泌尿和生殖系统症状。但要想知道病人 PSA 水平偏高的原因，必须要做完整的系列检查。但是病人在做这些检查的时候，通常都还不相信自己的前列腺出问题了。

狗，人类的好朋友

除了人类以外，狗是唯一随着年龄增长会出现前列腺问题的物种。即使抛开这一共同点（可能确实也没什么直接联系），我们也一直都知道狗是人类最好的朋友。在前列腺方面，我们的好朋友再次证明了这一点：狗可以通过闻人的尿液识别前列腺癌。当然，要做到这一点，狗是需要接受训练的。目前有几个法国和意大利团队的实验都做到了。

狗的嗅觉非常敏锐，例如，它们可以闻到微量的爆炸物。经过训练，它们可以识别前列腺癌病人尿液中的挥发性物质，准确率几乎可以达到 100%。

尽管它们能识别的物质到底是什么尚未清楚，实验结果无疑还是给人们带来了希望，现代医学很快就有可能在尿液中找到一种可靠的、可以被检测到的标志物，到那时不需要麻烦人类的好朋友也可以进行准确的检查。

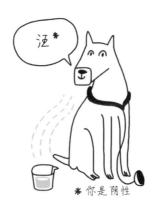

是否要进行前列腺癌筛查

支持和反对前列腺癌筛查的两大阵营存在激烈的争论，目前战火还没有熄灭。

其实很多类型的前列腺癌并不严重，而进行筛查就意味着后续的治疗变多，但这些病人可能并没有必要进行治疗。这就是"过度治疗"，可能会导致泌尿系统和性功能障碍，也可能对病人的心理造成严重影响。

两个阵营冲突的核心就是过度治疗。双方最初分别以一个大规模筛查研究的数据为基础，一个研究在美国进行，另一个在欧洲进行。这两个研究的原理相同：将一批数量众多的男性志愿者分为两组，第一组进行 PSA 水平检测来筛查前列腺癌，而第二组（与第一组人数相同）并不进行任何检测；几年后，再观察前列腺癌筛查是否能够降低病人的死亡率。

除了地点之外，两个研究没有任何不同之处，最后的结果却完全不一样。美国的研究显示，筛查对于死亡率没有任何影响；而欧洲的研究表明筛查会降低死亡率，但是治疗的代价很高，每 27 名接受治疗的男性才会有 1 名因为治疗免于死亡，因为前列腺癌并非都是致命的。因此，筛查和治疗不能改变大局。

直到几年后，两个研究结果的差异背后的真相才浮出水面。在美国进行的研究中，那一组没有进行任何筛查的男性志愿者，他们自己的医生也会在体检时要他们做 PSA 水平检测（美国在这方面远远领先于欧洲）。也就是说，美国的研究中进行 PSA 水平检测的男性志愿者的对照组是同样进行 PSA 水平检测的男性。因此，两组志愿者的前列腺癌死亡率当然没有区别，因为所有人都接受了筛查。2017 年对这项研究的数据进行了重新评估，为新的结论提供了支持。在充分考虑到美国 PSA 水平检测率高的情况下，新的结论与欧洲的研究结论相似——前列腺癌筛查能降低病人的死亡率。

我们再把目光转向在欧洲的这项研究，筛查可以降低前列腺癌病人的死亡率，但代价是大量男性要接受筛查和治疗。平均每 781名男性接受筛查，其中 27 名男性接受治疗，才能挽救 1 条生命。

针对这种情况，法国泌尿外科医生提出了一个"早期检测"的策略，需要详细了解病人的家族遗传风险和具体症状，以避免过度治疗，并且在可能的情况下，对于查出的癌症进行主动监测。

"早期检测"的具体检测模式为：在没有风险因素时，男性从 50 岁开始（如果有家族或种族风险因素，从 45 岁开始）每两年做一次 PSA 水平检测，到 75 岁时停止。

PSA 水平检测

对于不熟悉这个术语的人来说，PSA 首先是一个大型汽车企业。对于医生来说，PSA 是英语"Prostate Specific Antigen"的缩写，法语是"antigène spécifique de la prostate"，中文为"前列腺特异性抗原"。

什么是 PSA

PSA 是一种由前列腺分泌的蛋白质，其作用是在射精后使精液液化。因此，精液中含有大量 PSA。理论上，PSA 是特异性的，只能由前列腺分泌，而且不存在于人体的其他器官。但事实上，在女性体内的斯基恩氏腺，一些肾上腺、膀胱、乳房的肿瘤，以及脑脊液和唾液中，都发现了 PSA。这意味着 PSA 应该从前列腺特异性抗原改名为前列腺分泌抗原。

在正常状态下，少量的 PSA 可以进入血液循环，而且血清 PSA 水平通常是变化的，变化幅度最高可以达到 20%。前列腺癌病人血液中的 PSA 水平较高，超过 4 纳克每毫升的正常值。但 PSA 水平超过 4 纳克每毫升并不能表明一定患上了癌症，因为前列腺增生也会使 PSA 水平升高。此外，正常的血清 PSA 水平基本上与前列腺的大小有关。前列腺增生可使 PSA 水平增高到其体积数值的 10%。体积为 50 立方厘米的前列腺可能会导致 PSA 水平达到 5 纳克每毫升，然而这并不是癌症。同理，体积为 80 立方厘米的前列腺，病人 PSA 水平可能达到 8 纳克每毫升。

由于前列腺的大小通常会随着年龄的增长而增加，检测报告单中通常会给出对应年龄的 PSA 水平参考值。然而，在 PSA 水平正常的情况下，并不能排除癌症的可能。大多数情况下，当病人 PSA 水平低于 4 纳克每毫升，同时诊断出癌症时，通常属于前列腺癌早期，癌细胞侵袭性并不强。最后，除了前列腺增生和前列腺癌外，前列腺感染（前列腺炎）也可能导致 PSA 水平升高。

总结一下，导致 PSA 水平升高的原因可能有三个：增生、癌症或前列腺炎。此外，射精和直肠指检也同样可能导致 PSA 水平生理性升高，但变化幅度非常小。而前列腺活检或经直肠超声检查可导致 PSA 水平显著升高。另外，长期通过肛门发生性行为也会导致 PSA 水平显著升高。

　　在进行 PSA 检测前，不需要禁欲三天，骑自行车也不影响检测结果。有时，PSA 水平可能非常高，如前列腺感染或晚期前列腺癌，一些病人的 PSA 水平可能达到每毫升 100～300 纳克每毫升，甚至 1 000～3 000 纳克每毫升，还可能更高，这并不罕见。

　　在任何情况下，PSA 不是一种有毒物质，PSA 水平升高本身并不危险，但这种现象的背后隐藏着前列腺癌的可能。

PSA 的发现

　　PSA 的发现并非偶然：在 20 世纪 70 年代初，世界各地的犯罪学家都希望有一个绝对可靠的精液标记，用以破获强奸案。有了这种标记，即使在没有发现精子的情况下（强奸犯可能进行了输精管结扎或者有无精子症）也能将罪犯绳之以法。

　　因此，数个研究组同时研究这一课题，日本和美国的两个研究组几乎同时有了新发现：精液中存在一种未知的蛋白质。日本团队（日本九州久留米大学法医学系的原三郎教授团队）和美国团队（美国伊利诺伊州斯普林菲尔德纪念医院免疫学系的里查德·乔尔·阿尔宾教授团队）分别在 1970 年和 1971 年发表了文章来阐述他们的发现。然而，日本团队的文章用的是日语，这意味着其影响相当有限，因为科学领域的主要语言是英语，而理查德·乔尔·阿尔宾团队用的是英语，并首次使用了著名的术语 "Prostate Specific Antigen"。两个小组后来才发现，他们描述的是同一种蛋白质！

　　阿尔宾在文章中感谢了布法罗的罗斯威尔帕克癌症研究所的医生为他提供了一些前列腺样本。这种蛋白质的纯化工作不是由阿尔宾本人完成的，而是由罗斯威尔帕克癌症研究所的王敏昌教授和朱灿铭教授做的。这两位教授同样证明了 PSA 在前列腺中存在。他们的文章发表于 1979 年，这一发现非常重要，以至于 23 年后这篇文章还被一本权威科学杂志收录。

　　1980 年，朱灿铭的团队首次在转移性前列腺癌病人的血液中检测到了 PSA。不过，朱灿铭直到 1984 年才为 PSA 的发现申请专利，值得一提的是，他因此发了大财，并且对阿尔宾此前的研究表示感谢。然后故事从五大湖区转到了加利福尼亚，1987 年，斯坦福大学的托马斯·斯塔米为目前 PSA 在医学上的应用奠定了基础，他证明了血液中的 PSA 水平与癌症的进展阶段有关，并且在肿瘤被完全摘除后，血液中就没有 PSA 了。因此，他认为 PSA 水平可以作为一种癌症标记物，通过简单的血液检测就能诊断前列腺癌并监测其治疗效果。这在当时被认为是很理想的检测方法。

　　美国男性一生中有 16% 的概率患上前列腺癌，但只有 3% 的人因此失去生命。事实上，前列腺癌进展缓慢，其死亡率甚至比人正常老死的概率还要低。更重要的是，PSA 水平检测既不能作为诊断癌症的标准，又不能区分癌症的恶性程度。该检测只显示血液中的前列腺抗原水平以供参考，而后者在服用布洛芬等药物后就会升高。

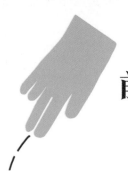

前列腺癌诊断需要
谨慎和理性

直抵花心

前列腺癌诊断分 5 个步骤，其中的关键检查是活检。医生必须经过谨慎思考才能下结论。并且在任何时候，都要考虑到病人的心理状况并且进行疏导。

第一步：直肠指检（有可能要进行两次）

通过**直肠指检**（见第 35 页），医生可以发现前列腺的异常情况。通常，如果有肿瘤，手指可以感觉到硬块，而前列腺的其他部分是柔软的；但当肿瘤较大时，整个前列腺都会是硬的，甚至可以感觉到肿瘤的体积超过了前列腺的正常体积。但也有直肠指检无法查出癌症的情况，在前列腺癌早期，肿瘤很小，直肠指检往往发现不了明显的异常。

为什么要进行两次指检？有可能第一次给病人做检查的医生并不是泌尿外科专家，在检查有异常之后往往偏向让专家再次进行指检。毕竟指检后医生需要对病人的情况有准确的判断，这非常重要，所以不允许有任何的不确定，两次检查总好过一次检查之后的误诊。有些医生第一次检查时认为摸到一个肿瘤，而泌尿外科医生确认后发现并不是肿瘤，这样病人就能避免许多无用的检查；反之，如果一次指检医生误诊病人没有肿瘤，就会耽误治疗时机。

前列腺癌有哪些症状

前列腺癌的症状往往在晚期才出现，此时肿瘤已经很大且癌细胞可能已经转移。

当肿瘤很大时，最明显的症状是尿血或排尿困难，有时是血性精液。前列腺癌转移的症状主要是骨痛，或没有用力却出现骨折，因为前列腺癌最容易骨转移，骨骼就变得脆弱了。还会有疲劳或体重减轻等症状。在所有这些情况下，PSA 水平都会升高，此时需要做磁共振成像（MRI）、闪烁显像或正电子发射体层成像（PET），并进行活检。

PSA水平监测

PSA 水平通常是波动的，在进一步检查之前，如果直肠指检没有显示任何异常，应该再做一次 PSA 水平检测，只有在这次检测确认 PSA 水平高时才开展后续检查。

前列腺超声检查或磁共振成像

无论直肠指检结果是否正常，在 PSA 水平高的情况下，都要进行前列腺影像学检查。这种检查有两种形式：超声检查使用超声波，应用历史较长；MRI 利用强大的电磁波，是较新的技术。

超声检查需要进入直肠，即把超声探头插入直肠，就像直肠指检一样。从那里，医生移动探头，检查整个前列腺并进行详细分析，但这种方法的缺陷在于有些癌变部位无法获得超声图像。MRI则可以用外部探头进行，或者像超声波一样让探头进入直肠。这是迄今为止诊断前列腺癌的最佳方法。MRI 有严格的操作规范，它可以检出 90% 以上的前列腺癌，剩下的不到 10% 无法检出的情况通常恶性程度也不高。

前列腺活检

这是最终确定是否患前列腺癌的唯一方法。更确切地说，活检不是单次的，而是一系列的检查，医生根据病人情况可能需要采集 6～20 个样本。每个活检样本都是小的圆柱形，就像地质钻探岩芯一样，长 1 厘米，直径 1 毫米，用空心针抽取。病理解剖医生在显微镜下检查这些样本，只有这样才能确定病人是否有癌症。检查结果会在几天之后出来，包括是否为癌症，如果是癌症，医生需要给出格利森评分。

这些样本是通过在不同点位对前列腺进行针刺取得的。采样时，针头通常从肛门进入，在经直肠超声引导下，通过直肠壁针刺活检。此外还有一种更少见的方法，可以通过刺破法氏囊和肛门之间的皮肤将针插入前列腺进行穿刺（经会阴部穿刺）。

近年来，医学影像技术的进步使得进行"靶向活检"成为可能，也就是说只对发现异常图像的区域进行活检。可以肯定的是，靶向活检将迅速取代多针活检，这意味着从今往后，只有在 MRI 显示异常时才进行前列腺活检，从而可以避免多次、不必要的活检。

前列腺活检是与非

1. 活检可能引起癌细胞扩散

✗ 错误

50 多年来进行的数百万次活检中，没有报告过一例前列腺癌沿针刺路径扩散的病例。

2. 进行前列腺活检时需要全身麻醉

✗ 错误

大多数情况下，局部麻醉就已经足够了。检查过程可能不舒服，但也不会让人很痛苦。

3. 活检可能会引起出血

✓ 正确

活检可能会引起前列腺出血，血液可能会出现在尿液、粪便或精液中，可能在活检后持续几天，甚至几周。最开始呈红色，几天后可能会变成棕色，然后消失。等待出血停止即可，无须担心出血会显示更高的癌症风险。

4. 活检可能会引起感染

✔ 正确

穿刺针从肛门进入，经直肠到达前列腺，这个过程可能会将附着在直肠上的细菌带到前列腺。细菌可能感染前列腺，引发前列腺炎。为了避免这种情况，在进行活检的早晨，病人应服用抗生素预防感染。如果病人在活检前不久有跨洲旅居史，或是由于其他原因（牙脓肿、外耳道炎等）服用过抗生素，需要告知医生。在这些情况下，医生需要调整抗生素的种类，因为长途旅行或是服用其他抗生素都会改变肠道微生物的种类，这可能会导致预防用的抗生素无效。

5. 前列腺穿刺会增加前列腺增生的风险

✘ 错误

之前，许多人更加信任传统检查方法，认为针刺活检引起的前列腺炎症会引发前列腺肥大，导致前列腺增生。而 2014 年旧金山的泌尿外科学和生物统计学团队证实了这个观点的错误。

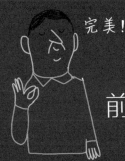

完美！

前列腺癌格利森评分系统

1966 年，明尼阿波利斯的病理学家唐纳德·F. 格利森博士制定了一套以自己名字命名的前列腺癌分级的方法，即前列腺格利森评分系统，用以描述显微镜下观察到的前列腺肿瘤外观。格利森注意到，对于同一肿瘤的不同区域，其外观也是不同的。有时，肿瘤看起来同正常的腺体组织区别不大；有时，腺体已经几乎无法识别，和正常的前列腺差异非常大。

这个评分描述了肿瘤的分化程度，分为 5 个等级，肿瘤与正常腺体差别不大、分化良好、恶性程度低，为 1 级；肿瘤与正常腺体差异巨大，具有很强侵袭性，为 5 级。

病人的最终评分由主要病灶区分数和次要病灶区分数相加（主要病灶区分数在前）得到。因此，格利森评分的范围从 2（1+1）到 10（5＋5）；如果主次病灶区评分都是 3，那么病人最终评分为 3＋3＝6，同理，主要病灶区 4，次要病灶区 3，最终得分为 4＋3＝7，以此类推。人们很快意识到，前列腺癌病人的生存率也与这个评分有关。格利森评分逐渐成为最佳的前列腺癌预后指标。

格利森博士于 2008 年去世，但在世界范围内，他的评分系统仍然被用来描述前列腺癌的侵袭性和恶性程度，随着时间的推移，有关学者也对这个评分体系也做了一些修改，使其更加准确，例如，在 2005 年，2（1+1）被删除，因为人们不再认为 2 算是癌症。目前，格利森评分结果被分为 5 个预后分级分组，从危险性最低的 1 组到危险性最高的 5 组，具体如下。

1 组：格利森评分 6（3+3）；

2 组：格利森评分 7（3+4）；

3 组：格利森评分 7（4+3）；

4 组：格利森评分 8（4+4，3+5 或 5+3）；

5 组：格利森评分 9 或 10。

这个评分系统的意义重大，因为它是医生决定病人治疗方案的重要参考。1 组的病人只需监测肿瘤，暂不进行治疗，但其他组的病人需要考虑治疗，具体的治疗方案就要根据分组来制定。因此，每个前列腺癌病人都应该了解自己的格利森评分。

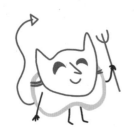
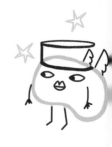

我的病严重吗

"癌症"这个词令人闻风丧胆，所以当病人问出"我的病严重吗？"时，可能显得有些明知故问。然而，对于前列腺癌早期的病人，这个问题仍然是有意义的。为什么会这样呢？因为前列腺癌有两种非常不同的类型，而且癌症的严重程度也与病人的年龄密切相关。

衰老和前列腺癌

低恶性程度的前列腺癌占新确诊的前列腺癌病例数的一半。简单地说，癌症是前列腺衰老的正常结果，即使不治疗，也不会致死，或很少致死。在不治疗的情况下 10～15 年的死亡率大约为 5%。如果所有这类前列腺癌的病人都去进行治疗，那么对于其中绝大部分人来说，治疗没有任何意义，也就是过度治疗。对于这些病人，医生的作用是确保病人不属于那危险的 5% 即可，所以临床只需治疗 5% 有生命危险的病人。

某些前列腺癌是否属于前列腺衰老的正常结果？如果我们回顾一下过去 60 年来公开的一系列尸检报告，就会发现事实就是这样。5 位澳大利亚和加拿大的研究人员（分别位于悉尼和卡尔加里）汇编了自 1940 年以来公开的死因并非前列腺癌的尸检材料。这是一项巨大的工程，搜集了来自 20 个不同国家的 8 776 个前列腺标本，标本被切成 2.5～5 毫米粗的细条，在显微镜下分析。其中大量的标本都可以观察到癌变。癌变发生率随着年龄的增长而逐渐增加，从 30 岁以前的 5% 到 79 岁以后的 59%。从 30 岁开始，男性患前列腺癌的风险每隔 14 年就会增加一倍，这一结论在欧洲、中国、日本和美国的男性中具有普遍性。因此，年龄是前列腺癌最重要的风险因素。在大多数情况下，前列腺癌都不会具有很强的侵袭性，因此被调查的尸体都不是死于前列腺癌。

前列腺癌并非都是致命的，但其中有些也会威胁生命，需要及时诊断和治疗

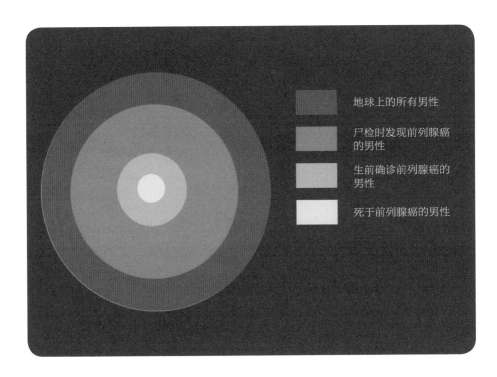

地球上的所有男性

尸检时发现前列腺癌的男性

生前确诊前列腺癌的男性

死于前列腺癌的男性

最坏的情况

不幸的是，前列腺癌还有一种侵袭性非常强的类型。如果不治疗，这类前列腺癌可能在几年内导致死亡。对于病人来说，尤其是年轻男性，尽早诊断是非常必要的。在病人的预期寿命少于 10 年的情况下，由于自身身体状况不佳或相关疾病，前列腺癌只需要几年的时间就能夺走病人的生命，甚至病人最后都不知道自己患上了前列腺癌。因此，为预期寿命不到 10 年的男性诊断和治疗早期前列腺癌意义不大。但是对于其他侵袭性前列腺癌早期病人，诊断和治疗是十分必要的。

总之，如果病人在早期阶段发现非侵袭性癌症，就应该考虑是否需要治疗。换句话说，要确定病人是否属于那不幸的 5% 癌症会随时间恶化的群体。对于侵袭性癌症，如果病人还有 10 年以上的预期寿命，治疗是必要的，这种情况就需要寻找最适合的治疗方法。

前列腺癌的两种不同类型造成了许多关于前列腺癌治疗和筛查意义的误解。几年前，我参与了电视节目《健康杂志》(*Magazine de la santé*)主办的一个关于前列腺癌的海报活动，旨在提高人们对前列腺癌的关注，鼓励男性多向医生咨询。在这张海报的顶部有一句略带俏皮的口号："你离前列腺检查只有一指之遥"，这当然是在调侃直肠指检。而在这张海报的底部写着"不是所有的前列腺癌病人都需要接受治疗，但所有男性都有必要接受前列腺癌筛查"。

这个活动的意义在于，在侵袭性癌症没有扩散、肿瘤体积很小、还没有引起任何症状并且可以治愈的阶段，癌症筛查是诊断的唯一方法。同时，我们也希望大众对局部非侵袭性癌症过度治疗可能造成的危害有一个认知，这种癌症不需要治疗，只需进行监测。海报传递的信息非常清楚、有力。在我看来，这是第一次向大众提出"不是所有的癌症都需要治疗"这一观点。然而，也有许多人抨击了这张海报，他们认为我们在鼓吹前列腺癌的过度治疗，因为他

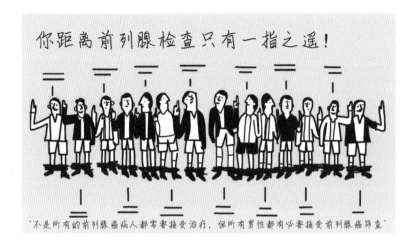

你距离前列腺检查只有一指之遥！

"不是所有的前列腺癌病人都需要接受治疗，但所有男性都有必要接受前列腺癌筛查"

们只看了海报顶上的那一句话。

侵袭性前列腺癌或转移性前列腺癌的情况与非侵袭性癌症不同，这类癌症很严重，无论病人的年龄多大，都需要治疗。

那么病人的病到底严不严重？要参考风险分类系统、前列腺健康指数模型，以及基因测试。

达米科分类系统

局部前列腺癌可按照侵袭性分为低风险、中风险和高风险三类。这一分类系统是以波士顿的放射治疗师安东尼·达米科教授命名的，他在 1998 年制订了这一分类系统，并在 1 872 名接受过前列腺癌治疗的男性身上进行了试验。这个三级分类系统让医生能够评估病人接受治疗之后癌症持续或复发的风险。

- 低风险（治疗后 5 年复发的概率低于 25%）：PSA 水平低于 10 纳克每毫升，格利森评分为 6，直肠指检可感觉到小肿瘤或者没有发现肿瘤。

- 中风险（治疗后 5 年有 25%～50% 的复发概率）: PSA 水平为 10～20 纳克每毫升，格利森评分为 7，直肠指检时能明显地感觉到肿瘤，肿瘤的体积大约占前列腺的一半。
- 高风险（治疗后 5 年复发的概率高于 50%）: PSA 水平高于 20 纳克每毫升，格里森评分等于或高于 8，直肠指检时肿瘤占据整个前列腺，甚至超过前列腺。

达米科分类系统是迄今为止最广泛使用的评估局部前列腺癌严重程度的分类法。为了进一步对特定病人进行个性化的风险评估，还有其他已经或即将问世的测试。

评估前列腺癌严重程度的不同测试

血液检测和基因检测也可以帮助确定前列腺癌的严重程度。

1. 血液检测：前列腺健康指数（PHI）

PSA 在血液中以不同的形式存在，属于它形成的不同阶段：PSA 前体，即 proPSA；游离 PSA（fPSA），它未与蛋白质结合；结合 PSA（cPSA），如其名称所示，它与蛋白质结合。总 PSA（tPSA）是游离 PSA 和结合 PSA 的总和，它是前列腺癌诊断的常规检测。

PHI 是一个组合了 proPSA、fPSA 和 tPSA 的公式：

$$PHI = (\ proPSA\ /\ fPSA\ ) \times \sqrt{tPSA}。$$

PHI 是从肘部抽血检测的。该测试由美国贝克曼库尔特公司在全球推广。费用不到 100 欧元，不属于社保报销范围。

虽然普通人可能不理解这个公式，但是对研究人员和统计学家来说却很清楚：PHI 低可以不用进行活检，因为 PHI 低表示前列腺正常或癌症病灶体积小且侵袭性弱；相反，如果 PHI 高，就要考虑侵袭性癌症了。这种检测目前还没有普及。

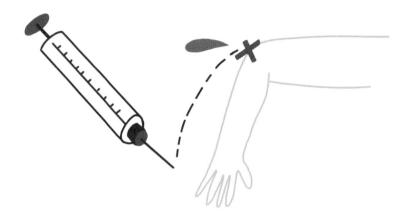

2. Decipher 基因检测

在所有基因测试中，最先进、最有希望的，是 Decipher 检测（在法语中，Decipher 的意思是"破译"）。但这种检测目前在法国还没有普及。它包括分析癌症活检中涉及癌细胞转移能力的 22 个基因的表达。这项检测由美国的 GenomeDx Biosciences 公司开发，评估病人在经过初期治疗、手术和放射治疗后，癌症仍然发生远处转移和导致死亡的概率。到目前为止，只有小部分病人进行过这种

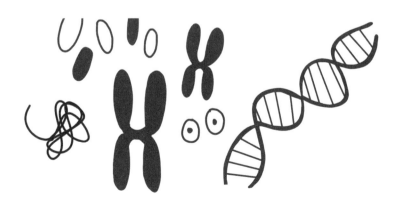

检测。分析第一批检测结果可以发现，当该检测评估病人为高风险时，病人在 5 年内发生转移的概率是 21%，5 年内死于癌症的概率是 9.4%。如果这些结论可以得到大规模试验的证实，那么就给了医生同时间赛跑的机会，高风险病人可以在肿瘤转移之前就接受额外的治疗，如化疗。这无疑是前列腺癌病人的福音。

是前列腺癌

我们一起战斗

勇于接受，积极治疗

告知病人得了癌症不是一件容易的事情，前列腺癌也一样，这对病人来说是一个困难的时刻，他们会觉得天都塌了，一切都完了。病人会经历绝望、反抗、拒不接受治疗等心理变化。他们想到了死亡，以及支离破碎的生活。癌症这个词让人恐惧，有时，病人在听到这个词后就吓晕了，再也听不进医生说的其他东西。

给病人最好的陪伴

医生要掌握沟通的技巧，采用恰当的措辞使病人明白自己的身体出了什么问题，减轻病人的恐惧并且让他接受现实。事实上，要想康复，病人必须接受自己生病的现实，而这对前列腺癌病人来说并非易事。大多数情况下，正如我们之前提到过的那样，病人一开始并不觉得自己生病了；他们做了 PSA 水平检测，然后做了 MRI 和活检，尽管他们并没有感到什么不适，还是被告知患上了前列腺癌。在这种情况下，病人很难接受现实，直面眼前的困难、痛苦和诸多不便，并且认真接受治疗。但是，要想痊愈，这些是必须付出的代价。如果没有生病，为什么要治疗？如果病人不清楚自己的病情，治疗过程就会很痛苦，觉得自己被骗了，有时甚至会把矛头对准医生。

我记得有一个病人，他的 PSA 水平很低，只有 1.7 纳克每毫升，但在直肠指检的过程中，我摸到他的前列腺有一个小结节，因此我认为他有前列腺癌。他的医学实验室报告显示，如此低的 PSA 水平不可能是前列腺癌。病人自我感觉也很好，觉得一点问题都没有，不相信我的诊断。但经过进一步的活检，证实我的判断没有错，他确实患上了前列腺癌，及时的诊断让他能够顺利痊愈。

另一个病例说明了告知病人确诊前列腺癌可能会引起病人焦虑、抑郁。一名 57 岁的病人在一次常规体检后发现 PSA 水平偏高就来看医生，随后确诊处于侵袭性前列腺癌早期。这位病人很有条理，将不同阶段的检测结果仔细地归档在一个活页夹中，包括生物学检测、影像学检查、活检报告、多学科会诊报告、不同就诊的时间表。病人从事猎头工作多年，多亏他的职业习惯，我能够非常清晰且高效地了解他的情况。他整理的资料很完整，排列也很整齐，但他完全看不懂。我们商定了手术的日期，住院期间的整个治疗过程都顺利，但当他回到家时，看到手术留下的疤痕，才反应过来自己经历了什么。尽管术前几周采取了各种预防措施为他做心理建设和铺垫，但这一突如其来的惊吓还是使他陷入了深深的抑郁。在精神病院住院治疗 15 天后，他才最终接受了自己生病的现实，走出了阴影。那些习惯于在生活中控制一切的人往往都无法接受自己生病的事实，他们无法预见、无法解释自己患上癌症，因为这完全破坏了他们的规划。

▬ 无须自责

在前列腺癌的早期阶段，病人没有任何不适症状。如果是肺癌，可能会有血痰的现象；如果是结肠癌，可能会有便血或胃痛。

然而前列腺癌可能什么症状都没有，病人感觉不到自己生病了。病人在医生面前听医生告知自己的信息，或者病人的亲友告诉他，这没什么区别，因为只有当病人自己决定接受时，这些信息才会真正起到作用。

因此，医生有必要花时间向病人解释清楚病情，最重要的一点是要打消病人的自责情绪。尽管可能存在一些这样那样的因素，患前列腺癌首先还是要考虑归因于运气不好。这既不是个人的错误，也不是神的惩罚。

所有病人都需要心理社会肿瘤学家的干预，因为癌症病人通常会回顾自己的人生，而这可能唤起埋在内心深处的东西。病人接受治疗时，需要扫除所有心理负担。我和凯瑟琳·尼萨克一起工作，她是一位心理社会肿瘤学家，每次病人和她谈话之后，都会有很大的改变。在专业人士面前，病人能够畅所欲言，对癌症的恐惧也在谈话中渐渐消失（见第 114 页）。

我还建议病人阅读蒂埃里·詹森的《内部解决方案》(*La solution intérieure*）一书，这是一本十几年前出版的小册子，很容易就能买到便携版。书中分析了除了医生提供的"外部"解决方法之外，病人自身可以利用的"内部"方案。21 世纪初，蒂埃里·詹森和我一样是一名泌尿外科医生，他将成为布鲁塞尔自由大学的泌尿外科学教授，而我则在巴黎。我们曾经常一起工作、做外科手术，然而，我选择继续在手术这条路上走下去，回到布鲁塞尔的蒂埃里却越来越发现自己的角色变了，他的工作从为病人做手术逐渐变成同病人交谈，为他们做心理治疗。几年后，他成为国际知名的心理社会肿瘤学家，出版了许多书籍。

对于癌症病人来说，沟通是治疗的重要部分。例如，蒂埃里·詹森在他的书中提到了这样一个实验：研究人员将一种癌细胞移植到一只小鼠 A 身上，将 A 独自锁在笼子里，又在另一只小鼠 B 身上移植了相同癌细胞，将 B 同其他小鼠关在一起。实验表明，在移植了相同癌细胞的情况下，小鼠 A 比小鼠 B 要死得更快。这个实验表明，个体之间的沟通确实对延缓癌症进展有一定作用，虽然还无法解释原理，但作用确实存在，这是我们凭直觉就可以发现的。

心理问题应向谁倾诉

在我看来，病人只需要向能帮助自己的人倾诉，避免向其他人大倒苦水。当然可以向自己的配偶和孩子倾诉，但一定要在治疗之后心态转好时才能这样做，以免将之前的恐惧传递给亲近的人，否则可能对家人和自己都造成影响。不要告诉其他无关的人自己生病的事情，特别是在职场上。"健康"的人常常会对生病的人评头论足："他是作了什么孽才会得这种病啊？"这可能并没有什么恶意，

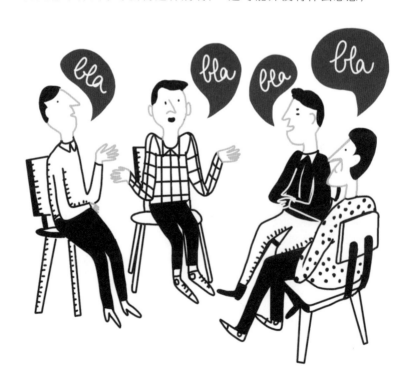

而是一种防御性的条件反射，他在暗示自己"我并没有做过什么坏事，所以我不会得癌症"。最常见的例子是，遇到肺癌病人时，健康的人为了自我安慰而提出这个经典的问题："他抽烟吗?"潜台词是"我不抽烟，所以我不会得肺癌"。

第二个原因是，虽然病人的前列腺癌已经治好了，但在其他人心目中，这个人一直都是一个"前列腺癌病人"。人们会一直在他面前谈论这个问题，甚至他都已经从癌症阴影中走出来几个月了。他因为一点儿小事得罪了人，别人还会借此诋毁他："就是因为得了癌症，这个人都变了。"

总而言之，要想治疗效果好，病人必须接受自己生病的事实，并且能够敞开心扉同他人交流。但只需要同最亲近的人交流即可，亲近的人才能提供真正的帮助。

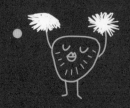

一些病人的心里话

以下内容是巴黎狄德罗大学临床心理学家和精神分析学家凯瑟琳·尼萨克在心理社会肿瘤学咨询过程中记录下来的。

得知自己确诊后

"当外科医生说出'癌症'一词时，你有什么想法或感觉？"

"没什么感觉，我很确定！"

"当我得知自己患了癌症时，我想到了安德烈·施瓦茨·巴特，他写道：'在这个世界上，总有一个正义的人去承受别人的痛苦。'"

"坦率地说，听到自己确诊了癌症，我反倒松了一口气。长久以来，我的生活变得越来越复杂，不知道自己该何去何从。更精炼一点来说，我只是在逃避，看不到任何幸福的可能。从现在起，一切就变得简单了。我只是生病了，我会照顾好自己，并考虑我的未来。"

"我本来还想着要和朋友们开越野车环游非洲呢！这一直是我的梦想。幸运的是，前列腺癌并不严重，去玩的时候我应该已经好了。"

"我知道自己确诊时，也算是一种解脱了，因为四年来的主动监测其实只是一个可怕的倒计时。我明白了'达摩克利斯之剑'悬在头顶的痛苦。生活变样了，很多事情都可能导致 PSA 水平升高，比如喝这个、吃那个、粉刷车库或骑车 50 千米……甚至和妻子吵架……"

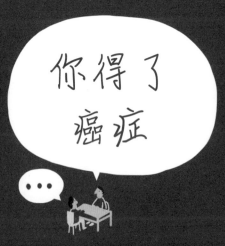

引起前列腺癌的原因

"前列腺癌没有任何原因。我不想知道是什么原因让我得了前列腺癌。我不接受任何人质疑我的生活方式，我可能还会对敢提出质疑的人动粗。"

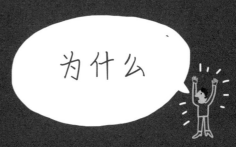

"当我问医生为什么我会得癌症时，他对我说：'这都是运气不好。'但我怎么能接受近似于你中了头彩的荒唐说辞呢？今天，随着科学知识的进步，一切都有了原因。我们不能不去探索那些无法解释的事情。如果我能恢复理性，我认为它会帮助我行动起来，让我有强烈的治愈意愿。"

"我的祖父、父亲、叔叔都死于这种癌症。我一生都在等待，随时都在害怕确诊的到来。但我确信，现代医学和许多新的治疗方法能够让我活下来。我是三个女儿的父亲，她们很幸运，自己的父亲不会再被这种癌症夺去生命。"

关于外科医生

"这家伙是个好人，他能和我开玩笑缓解我紧张的心情。"

"当我见到他，在他还没有开口时，我就已经选择相信他了。这显然是不理性的，但事情就是这样。所以，尽管我的家庭医生推荐了另一个人，我还是选择了他。"

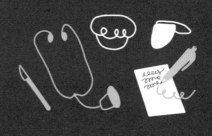

"我在谷歌上搜索了一下，仔细搜索了这种癌症和这个外科医生。我起初去找他看病只是为了听听他的建议，但他花时间给我做了一张不同治疗方案的对比表格，这让我一下子就很信任他了。我心想：他在和我交谈、在考虑我的情况，而不只是在看那些冷冰冰的数据。最后，他选择了非手术的治疗方案，这也是我们双方讨论达成的共识。"

伴侣的态度

"无论顺境还是逆境，都要在一起，现在我就在逆境中啊！"

"罹患癌症给了我妻子一个前所未有的机会，让她把我当成一个孩子，本来现在家里已经没有孩子了。我一出门看医生，她就对我说：'戴上围巾，外套拉好，从现在开始，我说什么你就要做什么。'"

"她觉得自己有一个使命，并且为此付出良多！我甚至都看不到自己的医疗档案了。幸运的是，我有幽默感，这是我唯一的反抗！"

"当外科医生建议我去看心理医生时，我欣然同意。但我还有另一个想法：我希望我的妻子也一起去看心理医生。在同医生谈话时，我妻子很快就谈到了我的癌症对她的影响，她的心理很脆弱。她坦言自己没有办法帮助我，而且自从我确诊癌症后，她有时会偷偷地想离开我。她的坦白让我的心境也平和了下来，能够平静地接受手术。"

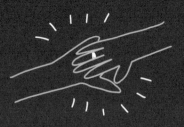

"我和我的妻子的日常生活舒适又愉快。我们一起建立了美好、幸福的家庭。我的癌症把我们都吓住了。医生告知这个消息时，我们哭了很久，有时候抱头痛哭，有时候私底下悄悄流眼泪，之后我们有几天都没有谈起它。直到一天晚上，她颇有技巧地开启了谈话。她告诉我，就算失去了前列腺，我还是我，她不会改变对我的看法。我们一起经历了这么多，现在也不可能因为这件事受到影响。从那时起，我就相信了她的话，我非常在意我们之间的关系。我们一起携手向前，前方就是希望。"

尿失禁的尴尬

"我仔细听了外科医生的话，我记得他说手术后有很大概率会出现失禁的情况，这种情况会持续多长时间还不确定。听起来，这同癌症相比算不了什么，但我还是不能接受。"

"我不想穿成人纸尿裤。我不想当众丢脸，不想在妻子面前和工作场合出糗，我守着大型工业机器工作。对我来说，像孩子一样尿裤子比阳痿更糟糕！"

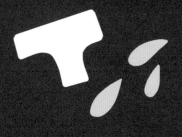

"尿失禁不会持续很久，但它仍然让我感到焦虑。有一天，在一家咖啡馆里，我听到两个年轻人在谈论别人：'他都那么大年纪了，还像个孩子尿裤子……'我想，谁知道我会不会变成那样。我为这个问题纠结了好几天，甚至还取消了重要的商务会议和与朋友的周末聚会。"

"手术六个月后我仍然在失禁，量没有那么多，也没有那么频繁了，但总是在不合适的时间。我的勃起功能恢复了，这是个好消息，但是勃起过程中会有少量的尿液流出，我的伴侣一点也不喜欢。在那一刻，她退缩了，这让我感到很沮丧。"

互联网的作用

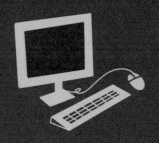

"自从知道自己得了前列腺癌后，我就花了好几个小时在网上查阅相关信息。这会帮助我理解外科医生对我说的话。虽然我不确定这些信息的可靠性，而且它们增加了我的焦虑，但是我的头脑变得更清晰了一点。"

关于手术

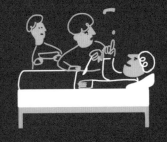

"我等不及想要做手术了！不想再让这个恶心的肿瘤留在我的肚子里，我无法想象它在不停扩散而我却无能为力……为了切除肿瘤，吃点苦头又算什么呢？"

"我很害怕这个手术。我非常害怕，但不能告诉任何人。我本想告诉我母亲，但不应该让她为我担心，是吧？我想我以后会告诉她的。"

"我的忧虑是双重的：在我接受手术时，外科医生可能会发现术前检查没有发现的转移，然后受苦的还是我。根据以往的经验，我不是一个'省心'的病人——我没有耐心，容易攻击我周围的人。"

关于放射治疗

"由于我完全不想做手术，所以很乐意接受放射治疗。但是，每天早上我必须排空肠道，并使膀胱处于半充盈状态，这真是一件苦差事。通过泻药来让自己按时排泄，是一件很痛苦的事情。在每次治疗之后我都会直接去工作，目前没有感觉到任何不良反应或特别的疲劳，这让我很惊喜。互联网上有放疗远期并发症的详细介绍，但我还是选择自己在治疗过程中慢慢感受。目前，我非常享受这种几乎可以称为'正常'的生活。"

性生活

"女人是我生命中的盐，没有她们，我的生活将索然无味。我已经结过几次婚。我的孩子年纪还很小。我拒绝了手术，因为我不能接受术后可能出现的阳痿。我得冒着风险尝试一把。我希望能够同正常人一样坐在咖啡馆的露台上，在一个漂亮女孩的旁边，告诉自己，如果我想追求她，那就去吧……"

"我很享受性的过程。所以，如果手术不成功，我肯定会很难过，但更重要的是我想看到我的孩子长大。"

"我仍然和妻子做爱，性生活对我们都很重要。通常我们的周末是由性爱开启的。如果我在手术后不能勃起了，可能我们稳定的生活就会被打破。我还没有和外科医生讨论过这个问题，但从做过手术的朋友那里听说，有办法可以解决这个问题。余下的事就交给彼此的欲望主导。现在，是时候对性发起新的探索了。"

"我认识来自世界各地的女性。我是一个完全成熟的人，不准备放弃自己的性功能。外科医生会努力保护我的神经，如果还是不行，我将利用一切可行手段来保持自己的勃起功能。手术后勃起功能可能会受一点影响。但我有非凡的基因，如果一些想要孩子的妇女需我的帮助，我甚至打算在手术前捐献精子!"

"手术后可能出现的阳痿并没有困扰我。我的伴侣已经很久没有对我产生'性趣'了,所以如果她突然对我产生了欲望,我就有一个完美的借口来脱身了!"

"我们毕竟是男人,就算不迷恋性,我也绝对不会放弃自己的性功能。这是进入老年之后的一个坎,没有人能够轻易跨过。我甚至很难接受自己退休和视力的衰退。男人还是一种敏感的生物,我不敢让女人知道我在这方面不行了。我可能会吃一些药,但还不至于到向海绵体注射药物的程度,我认为那样的性生活就太悲哀了。"

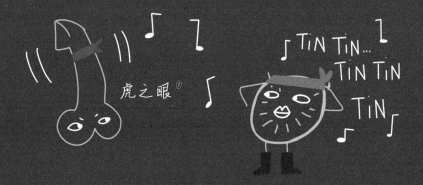

虎之眼①

---

① 生存者乐队作品。

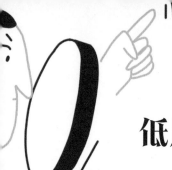

低风险前列腺癌，
主动监测足矣

别担心，
我又不会
怎么样。

早期、局限性前列腺癌，在侵袭性不强的情况下，可以只进行主动监测，只有在癌症进展时才会进行治疗，而70%的概率都不会出现癌症进展的情况。

治疗因人而异

应该把医疗资源倾斜向真正需要治疗的病人（约占前列腺癌病人的三分之一）。许多低风险的前列腺癌病例其实都是前列腺衰老引起的病变，并不像其他类型的癌症那样严重。这类低风险前列腺癌病例占目前法国已确诊前列腺癌病例的一半。

耐心观察

监测前列腺癌的第一步，就是充分了解病情。要确定它确实属于低风险癌症。这就是第一年监测的目的。在这一年中，每三个月进行一次 PSA 水平检测，观察 PSA 水平是否随时间推移而升高。

PSA 水平可以看作癌症进展的晴雨表，如果它上升，就意味着随着时间的推移症状可能在加重。

进行 MRI 也是必要的，观察肿瘤体积是否长大，并进行后续的活检，以确保没有侵袭性更强的癌症病灶。格利森评分为 6 的癌症（侵袭性不强，可以只进行监测）不会逐渐进展成侵袭性更强、格利森评分更高的癌症，但可能同时还存在另一个侵袭性强的癌症病灶，因此进行后续的活检也是有必要的。

通常在病人确诊一年后安排 MRI 和活检，但在一些医疗机构，上述检查也可以提前进行。然后，当确定癌症没有很强的侵袭性且症状几乎没有加重时，应继续每隔一段时间进行一次 PSA 水平检测。至于是否需要治疗，要用相关检查的指标来判断，包括 PSA 水平检测，MRI 或直肠指检显示的肿瘤体积。

保持自信

当然，病人必须坚持主动监测，这件事可能会让病人感到不愉快，因为他们要在达摩克利斯之剑下生活。事实上，根据我的经验，绝大多数病人都会选择坚持主动监测。但要做到这一点，他们需要得到足够的信息和证据，向他们证明自己是安全的，一直都有治愈的机会，而且如果他们最终需要接受治疗，也不会错过治疗时机。

上述说法有很多证据，首先是 2009 年发表在《美国医学会杂志》（*JAMA*）上的数据表明，在没有任何治疗和监测的情况下，低侵袭性前列腺癌 10 年的死亡率不超过 10%。主动监测的意义在于发现可能属于这 10% 的病人，在肿瘤恶化之前对其进行治疗，而对于 90% 的没有死亡风险的病人，就无须过度治疗。

绝大部分病人对主动监测接受程度高

让我们设身处地地想一想，一位病人被告知自己患有"没有必要进行治疗"的癌症。但是，他仍然需要接受监测！面对这种情况，他会有怎样的心理活动？相关的多项研究表明，在这种情况下，病人的心理反应并不坏。

温哥华的一项研究发现，84.9% 的病人对这种情况感到满意。另一项在鹿特丹进行，针对 150 名病人的研究发现，大多数接受主动监测的男性的焦虑和抑郁水平低于普通人群。以下是一些导致焦虑或抑郁的因素：病人认为监测决定完全是医生做的，身体健康状况欠佳、PSA 水平高，最重要的因素是神经症人格。换句话说，主动监测中感到焦虑或抑郁的病人要么是获取的信息不充分，要么是他们在选择自己的治疗方式时没有参与感和话语权。最后，如果病人有神经症人格，无论进行什么治疗，他们都会感到焦虑。

如果病人最终仍然需要进行治疗，是否为时已晚

完全不会。这个问题的答案是由纽约著名的纪念斯隆 - 凯特琳癌症中心的泌尿外科医生彼得·斯卡尔迪诺教授等人提出的，几年前，我曾有幸与他共事。他的研究表明，主动监测阶段后再进行肿瘤切除手术的效果与一开始就接受手术的效果无异。

近期，一项在美国进行，历时 20 年的比较研究发表了结果。这项研究将未发生转移的前列腺癌病人分成两组进行比较：364 名病人接受了手术，367 名病人只进行了主动监测。20 年后，对于低风险的前列腺癌病人来说，仅进行监测和接受手术的效果没有区别！平均寿命基本相当，也没更大的癌转移风险。

根据这个非常有力的论据，我们可以告诉病人，对于低风险的癌症，问题不在于如何治疗，而在于是否需要治疗！当然，主动监测应该发挥重要作用。

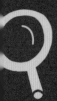

劳伦斯 · 克洛茨

——前列腺癌主动监测的先驱

多伦多大学的泌尿外科教授劳伦斯·克洛茨发现，某些类型的前列腺癌非常普遍，而且不致命（根据对非因前列腺癌去世的病人的尸检，50% 的 50 岁男性有前列腺癌病灶；美国男性一生中有 18% 的概率确诊前列腺癌，而其中因前列腺癌去世的人仅占 2.8%），克洛茨在 1995 年启动了一项方案，对侵袭性最小的前列腺癌仅进行监测，推迟治疗直到症状加重。这个方案是通过仅治疗那些真正需要治疗的病人，来实现前列腺癌的个性化治疗。

在 1995 年，进行这样的研究需要勇气，因为当时人们不接受前列腺癌可以不治疗的说法。相反，PSA 水平检测在当时被广泛应用，根据高 PSA 水平确诊的前列腺癌病例在各地层出不穷。当时医学界的教条是，任何严重癌症都是从早期开始的，因此任何因高 PSA 水平确诊的癌症都必须接受治疗，因为如果不采取任何措施，病情就会恶化，癌细胞就会转移。病人必须积极接受治疗，除此之外没有任何办法。这种理论是错误的，克洛茨及其合作者的研究最终会证明这一点。这些先驱们反其道而行之，在 2002 年和 2010 年发表了他们的研究结果，研究对 450 名病人进行了长达 10 年的监测。正是他们的这项研究为某些类型的前列腺癌的主动监测提供了基础，研究表明在这种监测下，只有 30% 的病人需要接受治疗，而且病人死于前列腺癌的概率（10 年内为 2.5%）比死于其他疾病（首要的是心血管疾病）的概率低很多。

这些结果完全改变了全世界对局部前列腺癌的治疗方式，巴尔的摩（2011 年）与芝加哥、迈阿密、克利夫兰、温哥华、伦敦（2013 年）的医疗团队，以及后来欧洲的医疗团队都逐渐接纳了这个理念，他们在临床中得出的结果证实了劳伦斯·克洛茨的观点。

目前，世界上所有泌尿外科学会都建议对局限性、低侵袭性的前列腺癌进行主动监测，并且将主动监测作为其他治疗的替代方案。

局部癌症的对策

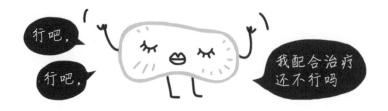

　　治疗前列腺癌的方法有很多，取决于病人的年龄和身体状况，以及癌症是否发生转移。对于局部癌症，要考虑其侵袭性，即是否会随着时间推移而恶化。局部癌症的参考治疗方案是根治性前列腺切除术或放疗。

根治性前列腺切除术

　　这个手术用于切除前列腺和精囊，手术过程大约需要两个小时。如果癌症只累及部分腺体，为什么需要切除整个前列腺呢？因为，在主要癌症病灶周边，通常有许多微小的继发性病灶散布在腺体的其他部分。并且从技术上讲，只切除部分前列腺是非常困难的。多年前曾有过切除部分前列腺的尝试，然而术后发现并不能根除癌症，并且有极高的尿失禁风险。因此目前将切除整个前列腺作为主要治疗方案。

为什么要同时切除精囊

因为癌症会扩散，如果只切除前列腺而不切除精囊，精囊也可能癌变。精囊紧靠前列腺后面。它们的作用是产生精液（见第 5 页），并有管道通往前列腺。切除前列腺后，这些管道也不复存在了。因此，如果前列腺被切除，精囊的分泌物就无法排出，所以也要同时切除精囊。

正是由于切除了整个前列腺和精囊，根治性前列腺切除术才能被称为"根治性"（radical）。这种手术也可以被称为"整体扩大切除术"：整体是指切除整个前列腺，扩大是指还切除精囊；但"根治"这一术语更受欢迎。

在手术过程中，外科医生会切除前列腺引流区域的淋巴结，这被称为盆腔淋巴结清扫术。淋巴结位于前列腺的两侧，粘在骨盆的内壁上，外观为直径 1～2 厘米的小球，相互粘在一起。在手术中很容易就能看到淋巴结，而且不难切除。对身体来说，切除这些淋巴结没有什么影响，但有时在切除之后，局部会出现淋巴液外漏，持续数天才停止（这被称为淋巴漏）。外科医生会在病人体内留下引流管，使淋巴液得以向外排出。如果没有淋巴漏的情况，就会很快拔除引流管（手术后 24～48 小时拔除）。切除淋巴结后，可以在显微镜下检查它们是否含有来自前列腺的癌细胞。如果有，就意味着已经发生了淋巴结转移，一旦出现这种状况，监测方案，甚至治疗方案都需要做出改变，因为如果淋巴结中有癌细胞，就说明癌细胞有可能扩散到了身体其他部位。

根治性前列腺切除术的两种术式

根治性前列腺切除术有两种操作方式：开放手术和腹腔镜手术。

- 开放手术是手动进行垂直切口，5～6厘米长，从阴茎根部开始，从耻骨前面向肚脐延伸（当毛发长出来后几乎看不到手术切口）。通过这个切口，外科医生直接用手进行后续操作。
- 另一种手术方式需借助机械臂手术器械进行，在肚脐周围的腹部开几个1厘米的小切口（一般5～6个）；手术时，外科医生通过切口插入器械（剪刀、钳子、止血剂、缝合线等），用摄像头观察。这是一种腹腔镜手术。为了使手术操作更加舒适，外科医生可以借助机器人系统来进行操作。这种技术在最近几年开始蓬勃发展。

在这两种方式中，我们如何做选择呢？事实上，两种术式在治疗效果和并发症风险方面都没什么区别。唯一的区别是，腹腔镜手术的病人出血较少，因为为了看到腹腔，必须用二氧化碳充气，在手术过程中，气体压力会压迫毛细血管，减少出血。

与任何手术一样，根治性前列腺切除术也可能导致并发症，但该手术本身风险并不高。这是一个非常常见的手术，在法国，每年大约有2万名男性接受该手术。法国泌尿外科协会已经在其网站Urofrance（www.urofrance.org）上发布了该手术的资料包。

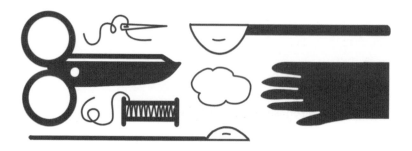

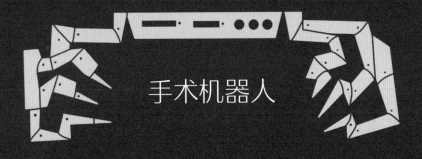

手术机器人

首先明确一点，机器人辅助手术没有任何自动化之处。手术并不是由机器操作的，而是由外科医生。外科医生用小型操纵杆控制器械，就像控制电子游戏的操纵杆一样。医生看着屏幕上的手术区域，通过一个电缆和滑轮系统传输操作指令。医生无须穿无菌服，因为他不需要和病人发生接触，只需坐在控制台后面离病人 2 米远的地方。此时医生的助手可能穿得更像一个外科医生，因为在手术过程中，需要由助手来更换器械，比如止血钳之类的。

因此，辅助手术的机器人可能和我们认知中汽车装配线上可以自行操作的机器人完全不同。机器人辅助手术的巨大优势在于外科医生可以坐着进行手术，医生的工作更加舒适。对病人来说，机器人辅助手术同传统手术几乎没有任何区别。

我们今天所知的手术机器人起源于 20 世纪 80 年代中期，当时美国国家航空航天局（NASA）和美国军方提出了远程手术的概念。大致构想是，将机器人装进集装箱空降到军事冲突地区，对伤员进行现场手术，而此时外科医生身处大后方，无须上前线，比如在明尼苏达或其他地方非常安全地进行远程操控。现场只需要一名护士来启动机器人，并在需要更换器械时协助外科医生。

机器人辅助手术概念最著名的案例是"林德伯格手术"，该手术以飞行员查尔斯·林德伯格命名，他在 1927 年成为独自飞越大西洋的第一人（从纽约到巴黎，用时 33 小时）。在 2001 年 9 月 7 日，法国外科医生马雷斯科教授，这位远程手术的伟大先驱［他在斯特拉斯堡创建消化系统癌症研究所（IRCAD）和欧洲远程手术研究所（EITS）］，在 1 万千米外为病人做了这次手术。医生在纽约曼哈顿的一座大楼里，面前是机器人手术控制系统的显示屏，而病人在斯特拉斯堡的手术台上。这是一台 65 岁妇女的胆囊切除手术。马雷斯科教授和手术机器人之间的联系由法国电信公司的光纤保障，信息能够在纽约和斯特拉斯堡之间来回传输，传输时间小于

200 毫秒。在斯特拉斯堡的现场，J. 勒鲁瓦和 M. 加涅教授随时待命，在出现问题时立刻介入。整个手术过程没有出现任何问题，用时 45 分钟，病人的胆囊被顺利切除。

然而，在这一创举之后，远程手术的概念被束之高阁。但技术已经开发出来了，并逐步发展，最终诞生了现在的手术机器人。从前外科医生与病人相隔 1 万千米，现在病人就在医生数米之外。有了手术机器人，3D 屏幕的视觉效果变得非常好，操作也相当精确。对机器人辅助手术是否比开放手术更安全这个问题，人们花了很长时间去寻找答案。答案是否定的，两种手术的安全性完全一样，决定手术安全性的是外科医生的经验。

病人需要意识到这一点，因为他们认为机器人就是"尖端科技"的代名词，会抱以很大希望，这反而可能让他们失望。他们相信，机器人辅助手术完全没有并发症。不幸的是，无论是否使用机器人，前列腺切除手术的本质没有改变，术后并发症的风险也没有改变。手术后，相当多的病人在毫无心理准备的状态下知道了自己身体的情况，后悔进行了机器人辅助手术的病人数量是后悔进行开放手术的 4 倍。

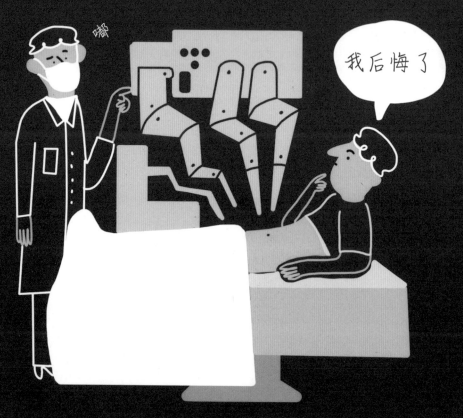

手术并发症

在手术过程中，最危险的并发症是出血，这可能导致病人需要输血；但在手术后，最令病人忧心的是泌尿系统和性功能方面的并发症。手术后尿失禁的风险约为 10%，而性功能受损的可能性更高，术后出现勃起功能障碍的概率约为 50%。

在切除前列腺后，PSA 水平必须为零：此时仪器已经无法检测到 PSA 了。因为人体内的 PSA 只由前列腺分泌，所以切除前列腺后，PSA 会在术后 3～5 周逐渐减少，直到完全消失。在癌症复发时，PSA 才会慢慢上升，20%～25% 的病例会复发。复发的原因是，在手术时，癌细胞已经从前列腺转移。这些癌细胞在手术时是看不见的，然后经过几周、几个月，甚至几年的时间，在原来前列腺的部位形成小的肿瘤病灶，又重新分泌 PSA。当 PSA 水平超过 0.2 纳克每毫升时，被称为生化复发，可以安排补救性治疗。

补救性治疗是对肿瘤复发部位进行放疗，也有 80% 的概率治愈，但有一些并发症的风险（见 134 页）。

术后尿失禁

要弄清楚尿失禁的原理，就需要了解男性排尿依赖于两个互补的肌肉系统：尿道括约肌和膀胱颈。

尿道括约肌位于前列腺的出口处，与耻骨的前端相连。当前列腺被切除时，尿道括约肌在耻骨的附着处被切断，因此括约肌可以自由移动，就好像一条无锚之船。虽然手术没有对括约肌本身造成任何损伤，但括约肌的密封能力会下降。

膀胱颈连接膀胱和前列腺，是一个非常发达的肌肉结构，用于帮助人体排尿。当前列腺被切除时，膀胱颈会变松弛，不能控制尿液的储存和排出。大约 10% 的男性在切除前列腺后会出现尿失禁。

通常，尿失禁出现在用力时：括约肌系统已经失去了力量，当受到更大的压力时（在用力时，腹部的压力上升并压迫膀胱），膀胱颈也无能为力，于是发生尿失禁。为了降低这种风险，有一些手术技术可以将尿道括约肌重新连接到耻骨上，并保护膀胱颈，但如果还是发生失禁，那么首先要做的就是重新学会控制排尿，而这需要一段时间。

要重新学会控制排尿就要加强盆底肌的力量，以便在用力时将尿道括约肌固定在正确位置。要做到这一点，盆底肌必须收缩，挤压肛门，好像要把气体憋回去一样。病人需要做一些快速收缩训练，每组 5 次，休息 10 秒钟后重复动作。每天上午和下午，以及其他任何空闲的时间（如工作、看电视、等车），都要做 5 分钟的收缩训练。收紧肛门时，所有的盆底肌都会收缩，这些肌肉连在一起，其中包括尿道括约肌。最好的做法是在手术前就开始训练，由专门的物理治疗师指导。物理治疗师有一个压力记录系统，以确保病人收缩的肌肉是正确的。在手术前进行盆底肌训练，可以减少尿失禁的风险或持续时间（如果发生尿失禁）。

年龄是影响术后能否正常排尿的一个因素：年龄越大，肌肉力量下降得越多。这是一个正常的老化过程，也会影响到尿道括约肌。例如，65 岁以上的男性在切除前列腺后，发生尿失禁的风险比年轻男性高 23%。

前列腺较大是导致术后尿失禁的另一个因素：前列腺越大，就越难保护膀胱颈，因为前列腺过大的体积使膀胱颈变得松弛了。对于老年病人或前列腺较大的病人，由于术后尿失禁的风险较高，应考虑手术的替代方案。

通常情况下，如果失禁漏出的尿量很小（在运动时或某些姿势下会漏出几滴尿液），此时不需要采取措施，或者偶尔穿纸尿裤（每天一个）就行。较大失禁量的情况较为罕见。当然无论如何都有治疗方法。一旦确认失禁不会自行好转（手术后失禁持续一年以上），并且经过全面评估（内镜检查和尿流动力学检查）后明确尿失禁的机制（确实是由于括约肌缺陷造成的失禁），就可以进行治疗。可以通过内镜注射惰性材料（聚四氟乙烯微粒）使膀胱颈闭合更加紧密（有点像通过注射硅胶丰唇），或在膀胱颈两侧植入球囊充入液体，或植入吊带压迫尿道。在最严重的情况下，可以植入人工尿道括约肌。简而言之，尿失禁是有办法解决的。

目前，已有一些注射干细胞的相关试验，当干细胞与尿道括约肌的肌肉细胞接触时，会分化为肌肉细胞，从而加强肌肉力量。然而目前只有试验的初步结果，还不能确定这一解决方案是否有发展前景。

某些尿失禁是另一种类型，不是在用力的情况下发生，而是病人会有非常急迫、无法控制的尿意，随后发生失禁，这是逼尿肌过度活跃引起的尿失禁。通常情况下，逼尿肌过度活跃在手术前就已经存在，而病人却没有感觉到。前列腺充当了障碍物，帮助括约肌堵住尿液，就像一个塞子。一旦手术移除了这个塞子，逼尿肌过度活跃的症状就会显现出来。针对这一类型尿失禁的治疗包括膀胱训练和减少膀胱收缩的药物。

有时，病人可能同时存在以上两种类型的尿失禁，因此可以将上述治疗方法结合起来，相互补充。

放射治疗

放射治疗简称放疗，是用放射线（如 X 射线）照射肿瘤来破坏癌细胞的遗传物质，从而杀伤癌细胞。辐射剂量以戈瑞（以英国物理学家的名字命名）为单位，1 戈瑞相当于 1 千克的物质吸收 1 焦耳的辐射能量。前列腺癌对放射线的敏感性不高，要杀伤前列腺肿瘤需要很高的剂量：76～80 戈瑞（如果是切除前列腺后的辅助性放疗，则所需剂量更低，因为要照射的组织体积非常小）。而治疗肺癌需要 50～70 戈瑞的剂量，乳腺癌只需要 50 戈瑞。

放射线由一个外部放射源发出，病人被置于放射源前面，这属于外照射治疗。或者将放射性粒子植入肿瘤内部，这属于近距离放射治疗。

外照射治疗

由于用于前列腺癌放疗的辐射剂量很高，需要在不损害邻近正常器官，如膀胱（位于前列腺正上方）和直肠（位于前列腺正后方）的前提下对肿瘤进行照射，为此，放疗机器已经变得越来越精密，其多叶准直器使放射线能够非常精确地指向目标——前列腺和精囊。特别是对具侵袭性的癌症，还要对肿瘤附近的淋巴结进行照射。要照射的目标经过计算机体层摄影（CT）确定，利用 CT 图像可以重建三维的肿瘤结构。这被称为三维适形放射治疗，照射总剂量被分为若干次治疗，每次接受 2 戈瑞的剂量。因此，治疗前列腺癌大约需要 40 次治疗，每周 4~5 次，疗程 7~8 周。在每次治疗时，都要进行一次扫描，使放射线精准锁定目标，避免照射膀胱和直肠，因为这些器官的位置有时候会出现几毫米的移动。

每次治疗持续约 15 分钟，其间病人固定、保持不动。治疗过程是完全无痛的。照射只进行几分钟。在整个疗程中，安排好治疗时间就不会影响正常生活和工作。

在治疗期间，病人经常反映出现疲劳症状，这是因为他们几乎每天都要往返医院，而且生活作息发生改变，而不仅仅是因为放疗本身。

放疗可能引起消化道症状，如肠蠕动加快、腹泻、痔疮。因为直肠可能会受到辐射，即使剂量非常小。这些症状通常是暂时性的。低纤维饮食和抗腹泻药物可以缓解上述症状。有时放疗也会引起泌尿系统症状，有的是刺激性症状，如尿频、尿急；有的是梗阻性症状，如排尿困难。后者通常出现在前列腺肥大的病人身上。要改善放疗引起的泌尿系统症状，可能需要药物治疗，如 α_1 受体阻滞剂或抗胆碱药物，取决于症状的类型（见第 57 页）。

此外，外照射可能会引起后遗症：持续性肠道蠕动加快，直肠受辐射影响会出现便血，膀胱受辐射影响会出现尿急甚至尿血。这些后遗症并不常见（只有约 5% 的病人会出现），可以进行专门治疗。

外照射引起持续性尿失禁的风险很低（约 5%），其所引起的尿失禁基本上是急迫性的，可以用药物治疗。特殊情况下，其他泌尿系统并发症可能会在放疗结束多年之后出现，如膀胱损伤、容量减少、肿瘤，还可能出现输尿管或尿道狭窄。

性功能同样可能受到放疗的影响。首先，勃起功能可能会下降，因为附着在前列腺表面控制勃起的神经处于照射区域内。在放疗疗程结束后才会出现勃起障碍，并且逐渐加重，在放疗结束两年后 50% 以上的病人性功能都会受到影响。

不幸的是，性功能受损不仅限于勃起功能障碍，在前列腺放疗后，性功能的其他方面也会受损。关于这个问题的最新研究数据来自丹麦：109 名接受过 78 戈瑞剂量放射治疗，在放射治疗前性活跃的病人填写了关于其性生活的非常详细的调查问卷。调查显示，在接受前列腺放疗后，这些病人的性高潮会改变。44% 的病人性高潮强度降低；15% 的病人性高潮时疼痛；24% 的病人性高潮消失；11% 的病人在放疗后不能射精；4% 的病人在性交时偶尔会尿失禁。

阴茎也可能因辐射而发生变化：一半的病人感到他们的阴茎变短了不止 1 厘米。最后，一些病人可能还会抱怨阴茎的敏感性发生变化（尤其是感觉寒冷时）或勃起时疼痛。

放疗后性功能方面的并发症的治疗与根治性前列腺切除术的并发症治疗方法相同。某些病例不推荐放疗，如病人之前做过骨盆放疗、病人患有硬皮病或炎症性肠病。在这些情况下，不应进行前列腺放疗。在病人前列腺过于肥大时，要考虑在放疗之前切除病人的前列腺增生部分，以缩小前列腺体积。

放疗后，PSA 水平下降，但仍可检测，因为前列腺组织仍然会继续分泌 PSA。PSA 水平甚至可能会自行上升或下降。只有当 PSA 最低值超过 2 纳克每毫升时，可以初步判断为放疗后生化复发。

20%～25% 的病例在放疗后癌症会复发，此时一般不建议切除前列腺，因为放疗后前列腺组织会发生改变，出现手术并发症的风险很高。

对于中风险和高风险癌症，需要放疗与内分泌治疗（见第 142 页）相结合，根据病人情况，疗程会持续 6 个月至 3 年不等。

近距离放疗

由于放射源被直接植入前列腺，近距离放疗能够提供更大剂量的辐射，同时限制对邻近器官的有害影响。最常见的是使用放射性碘-131 粒子，其放射性在 6 个月内逐渐消失，粒子将永久留在前列腺中，不会造成任何问题。

在这 6 个月中，病人不会对周围人造成辐射危害，因为碘-131 的辐射穿透力非常弱，不会穿透病人身体。6 个月之后，放射性也不存在了。

进行植入手术需要对病人进行全身或腰椎麻醉，根据前列腺的体积预先制订手术方案，手术时按照方案进行。粒子是通过空心穿刺针植入的，就像子弹被推入枪管一样。针头经阴囊和肛门之间的皮肤刺入前列腺，由超声引导。一个软件程序可以告诉我们每颗粒子照射的前列腺体积和辐射剂量。平均而言，每个病人需要植入大约 100 颗粒子。

植入粒子的手术需要 2 小时左右。在手术结束时，要放置膀胱导尿管过夜，因为粒子的植入可能导致血尿和前列腺肿胀，引起尿道梗阻。导尿管在手术后第二天早上拔除。

之后，存在极少数的情况，粒子可能会移动到前列腺外，进入尿液。建议在术后最初几天将尿液排在咖啡过滤器或滤网中。一旦发生粒子随尿液排出的情况，应在不接触的情况下用勺子或镊子拾起粒子，并联系医生将粒子送回。粒子也可能随精液排出，因此在术后最初几周应该使用安全套进行性生活。近距离放疗后的并发症很少：短期内，针穿刺部位或尿液中可能有出血；远期并发症与外照射治疗并发症相似，但发生概率较低，因为这种放疗对膀胱和直肠的辐射更少。

近距离放疗后如果癌症复发，同外照射治疗复发的情况一样，通常不宜进行根治性前列腺切除术，因为辐射引起的组织变化会增加发生手术并发症的风险。

治疗方式的选择

在进行多学科会诊（MDT）后，医生给出的结论往往是"建议进行治愈性治疗"，也就是根治性前列腺切除术、外照射治疗或近距离放疗。那么，如何在这三个选项中做选择呢？

医生会和病人进行多次的会面和讨论，之后才能决定最终的选择。对病人来说，最好的办法是会见负责每种治疗的医生——泌尿外科医生和放射治疗科医生，尽可能多地了解相关信息，不需要急着做决定。

影响决定的主要因素一方面是病人的年龄和癌症的侵袭性，另一方面是病人的个人意见，而且每个病例都不同，需要根据具体情况来判断。

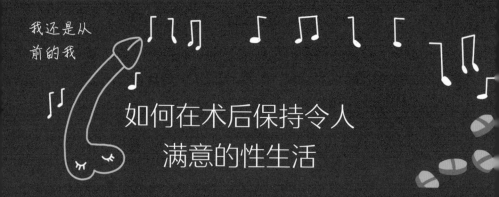

我还是从前的我

如何在术后保持令人满意的性生活

如前文所述，由于切除前列腺会损伤附着在前列腺上控制勃起的神经，可能多达 50% 的病人在术后出现勃起功能障碍。但事实上，切除手术后到底有多大概率出现勃起功能障碍，很难得出一个确切的数字，因为不同研究的结果大相径庭：有些研究在评估病人勃起功能时（也许）标准有点太高了，在这种情况下，结果显示术后只有 30% 的人还能勃起；相反，有些研究又太过乐观，结果显示术后 90% 的人都能勃起。

保留神经就能万事大吉吗

无论如何，勃起不仅仅与神经有关，性行为也不只是勃起。控制勃起的神经并不是位于前列腺两侧的两根独立的"电缆"，也不是两根向阴茎输送电流的"电线"，这种观点太片面了！实际上，支配阴茎勃起的是肉眼无法看到的微小神经。它们围绕着前列腺，前列腺的前面就有这种神经，但最密集的是前列腺两侧。这些神经是看不到的，但我们知道它们在哪里：它们伴随着为前列腺和阴茎供血的小血管。这些由血管和神经组成的结构被称为"神经血管束"。

今天的手术技术会保留神经血管束，无论是开放手术还是机器人辅助手术。当癌症局限在前列腺内、没有扩散时，可以保留前列腺两侧的神经血管束，但如果肿瘤有侵犯一侧的风险，就需要切除那一侧的血管神经束，避免遗留癌变组织。据统计，保留的神经血管束越多，术后自发勃起的概率就越大，保留两侧神经血管束比保留单侧在术后恢复勃起的概率高 20%～30%。

但是，尽管对神经的保护确实是保留勃起功能的一个重要因素，却不是唯一的因素。我经常向病人讲起一个在瑞士进行的研究，研究结果十多年前就发表了：50 岁的病人被切除前列腺两侧的神经血管束后，有 20% 的病例保留勃起功能；75 岁的病人术中保留前列腺两侧的神经血管束，仍然只有 20% 的病例保留勃起功能。即使术后前列腺周围只有剩余的一点神经，对于年轻、有活力的病人来说，可能也足以让他们勃起；而在另一些情况下，术中神经基本上被保留下来，却依然受到了手术影响，而且病人年龄偏大，可能也无法勃起了。

除了神经，病人的年龄、性动机、心理状态，以及伴侣间的默契也是术后能否恢复勃起功能的重要因素。

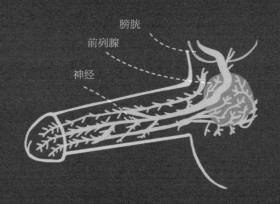

膀胱
前列腺
神经

恢复全部功能

根治性前列腺切除术后，功能恢复分为三个阶段。第一阶段是排尿功能恢复，绝大多数病例在手术后 3 个月内实现。这时，病人不用再面对尿失禁的尴尬，开始找回健康，对自己的裸体恢复自信。第二阶段是心理状态恢复，第一次 PSA 水平检测结果为零，病人确信自己已经彻底战胜了肿瘤，癌症引起的恐惧也逐渐消失。在心理状态恢复的基础上，

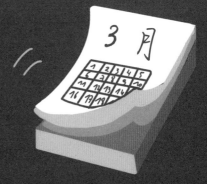

才开始第三阶段的功能恢复，即恢复自发性勃起。因此，勃起功能恢复往往需要一段时间，如果没有立即恢复，不要惊慌。平均来说，一般需要6个月的时间，但对某些病人来说可能需要更长时间。

增加血流量

为了加速勃起的恢复，人们开发了阴茎康复治疗，促进阴茎夜间勃起（发生在深度睡眠中和刚醒来时）。阴茎康复治疗就是系统地接受治疗，在没有性刺激的情况下增加阴茎的血流量。术后勃起功能障碍主要与神经损伤有关，但也可能与切除神经血管束里的小血管有关。切断这些小血管导致阴茎血供减少，并可能导致阴茎海绵体组织的进行性纤维化。增加阴茎血流量的最简单方法是服用磷酸二酯酶 V 型抑制剂，这类药物基本上是治疗勃起问题的"万能药"，其中最有名的是蓝色药丸西地那非（万艾可），现在专利已经到期，因此比较便宜。

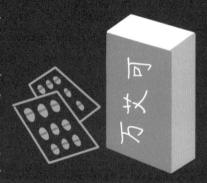

然而根据已经进行的几项研究，没有证据表明长期服用这些药物会增加勃起功能恢复的概率，它们只是在勃起恢复时加快恢复。无论是夜间还是晨间，自发性勃起功能的恢复都能使病人重拾信心。这种自信带来了欲望，而欲望又能够促进勃起的恢复。

射精和性高潮的改变

在切除前列腺和精囊后，就不会再有精液了，因为前列腺和精囊的分泌物占精液的95%。并且手术后，将精子从睾丸输送到前列腺的管道（称为输精管）被切断了。也就是说没有精子了，即使勃起功能得以保留，也不能射精了。病人失去了生育能力。但即使不再射精，性快感也不会消失，因为性高潮和射精无关。性高潮是一个复杂的过程，来自大脑和感觉神经之间的相互作用。由于这个原因，性高潮可以在没有射精的情况下实现，甚至不需要勃起。病人时常反映，术后在没有勃起的情况下，通过刺激性感带、爱抚，有时仅仅通过淋浴喷头的温水，就能达到性高潮。

关于根治性前列腺切除术后性高潮的科学数据很少。在病人术后还有高潮的情况下，有33%～77%（不同研究得出的数据不同，并且数据经常修改）的病人在性高潮时伴有疼痛（19%的病人是整个阴茎都会疼痛），并且有20%～93%的病人性高潮时会有尿失禁，尽管失禁量一般来说只有几滴。尿失禁（平均5毫升）往往对性生活的质量有很大影响，会让病人产生羞耻感，再次回避自己的勃起功能。不幸的是，对这些术后性高潮异常的治疗方法很少。

对于性高潮障碍，可以进行心理治疗。另外有几个作用于大脑的药物试验，但没有得出任何令人信服的结果。

针对疼痛，已经有研究试验过 α_1 受体阻滞剂以及磷酸二酯酶抑制剂。不幸的是，尚未发现有效的治疗方法：

对于性高潮时的尿失禁，病人自己要养成在性交前排空膀胱的习惯，或使用避孕套。另外，在勃起的阴茎根部套一个可调节的橡胶环可能是一种解决方案。一项研究中，123名根治性前列腺切除术后发生高潮尿失禁的美国病人在性交时使用阴茎环，其中一半的人尿失禁治愈不再出现。阴茎环在网店或性用品商店很容易买到。

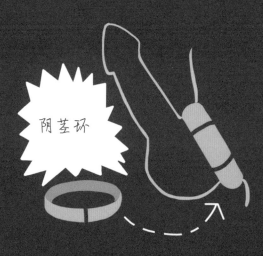

阴茎尺寸会发生改变吗

在手术前，病人和医生基本上不会讨论到手术对阴茎长度的影响这个话题。一项非常复杂的 MRI 研究表明，手术后，病人的阴茎长度缩短了 1～2 厘米。幸运的是，同一研究还表明，几个月后，阴茎的长度会恢复到以前的大小。

伴侣之间要相互体谅，达成默契

切除前列腺会极大改变性生活，病人必须对此做好准备才能克服困难。病人与其伴侣需要双方协作才能避免以下情景："到底能不能行了？"；病人产生"我不再是一个男人"之类的挫败感；伴侣性欲下降等。病人感觉自己不再完整，丧失自信，会因为不敢面对失败而躲避性生活，产生"我宁愿不尝试也不愿意发现自己不行"的想法，这种负面情绪的循环只会恶化伴侣之间的关系、阻碍勃起功能的恢复。如果伴侣双方都能充分了解情况，他们就能更好地应对性问题，克服这些问题，等待恢复令人满意的性生活，治疗此时已经不重要了。

因此，切除前列腺对病人及其伴侣来说都是一场巨大的考验。不幸的是，我经常看到伴侣选择在这种时候分道扬镳。手术对伴侣性生活的影响与病人勃起功能的恢复相关：一项在得克萨斯州和加利福尼亚州进行的研究，调查了 88 名接受前列腺手术的病人的伴侣，结果表明其中 60% 的人性生活受到手术负面或非常负面的影响；22 对瑞士伴侣的问卷答案显示，伴侣对性生活的满意程度与病人勃起功能的减退程度呈负相关。

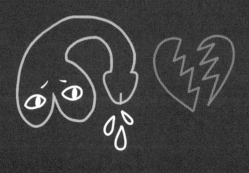

治疗方法是存在的

上述症状是可以治疗的，但是没有多少人使用这些治疗，这很令人吃惊。只要还有一些神经分支，磷酸二酯酶 V 型抑制剂都是可以发挥作用的，在性交前几分钟服用即可。它们会加强由性刺激引起的勃起，就算只是微弱的勃起。但是在病人无法勃起的情况下这种药物就无能为力了。

60% 的病人愿意服用这种药物，但只有 40% 的病人伴侣愿意接受。

　　这些治疗方法几乎没有不良反应，那么为什么如此不受青睐呢？这是因为伴侣之间已经就勃起障碍达成了共识。病人告诉我，他们过去的性生活已经足够充实和满意，如果停止了，也不是什么大问题。还有的伴侣在几年前就已经停止了性生活，手术使他们能够名正言顺地保持这种状态，没有情感因素，"这是为了治病，虽然我们彼此相爱，但我们不得不因此停止性生活"；而且双方都很高兴，甚至松了一口气。

　　无论是否还留有神经，还是有能够改善勃起功能障碍的治疗方法：海绵体内注射。

　　病人给自己的阴茎注射药物，就像糖尿病病人给自己注射胰岛素一样，即使没有任何性刺激，也能有几个小时的勃起。在这种情况下，人肯定会在任何场合都能勃起。然而，根据我的经验，有伴侣的病人极少使用这种治疗方法。这是为什么呢？首先病人在给自己注射时会感到害怕，并且注射后的勃起有时会有点痛，但最重要的是病人通常买了这些药（在法国属于社保报销范围）之后，只会把它们放在药箱里，然后就一直放在那里了。这是出于"如果想用的话，随时都可以用"的想法，但到最后伴侣双方都不想用，因为不用药也没什么不好的。

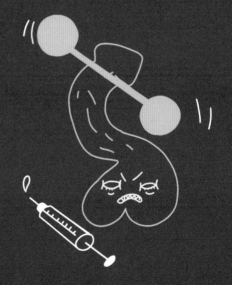

　　当病人不喜欢海绵体注射，或这种疗法没有效果时，可以采用阴茎假体植入术，这种手术风险并不高，80% 以上的病人对植入之后的效果感到满意。

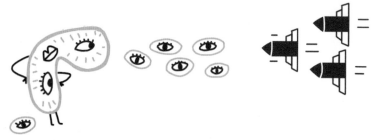

癌症扩散或转移怎么办

当癌症开始扩散或发生转移时，治疗以内分泌治疗为主——可以单独使用这种疗法或与其他疗法联用。内分泌治疗不是服用激素，而是抑制一种激素——睾酮。

睾酮的作用

睾酮由睾丸产生，发挥雄性化的作用，是雄激素的一种。前列腺是次级性器官，这意味着如果没有睾酮（例如在青春期前睾丸的意外伤害），前列腺将保持萎缩状态。它的生长发育需要将睾酮转化为双氢睾酮。

化学去势用药物减少睾酮，手术去势切除睾丸，使用这两种方法有 80% 的概率使前列腺体积缩小，如果是前列腺癌，体积缩小更加明显。如果不再分泌睾酮，前列腺癌将在 2～3 周内消失。前列腺癌对雄激素非常敏感：肿瘤和转移病灶的体积缩小，癌症引起的疼痛减轻，PSA 水平降低到几乎无法检测，趋近于零。

不幸的是，并非所有的前列腺癌在去势治疗后都会消失：在所有病人中，总有一小部分癌细胞在没有睾酮的情况下仍能够继续生存。肿瘤中对于雄激素敏感的部分已经凋亡了，但另一部分将继续

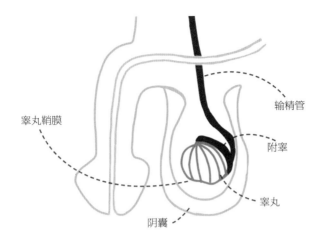

生存并缓慢生长。平均需要两年时间，前列腺癌就会出现去势抵抗性，有一半的病人在两年后会出现这种情况。病人对内分泌治疗的初始反应越快、越强，其疗效持续时间就会越长。

内分泌治疗不能治愈癌症，但它可以改善病人的生活质量，延长部分病人的生存期。

睾丸切除术

在历史上，睾丸切除术早在 19 世纪就已经使用了。直到今天，这种疗法仍在使用，但用得很少。睾丸切除术需要切除两个睾丸或清除分泌睾酮的组织，留下睾丸的鞘膜以保持阴囊的体积。非常简单、快速，而且并发症少。其优点是术后睾酮下降得非常快，几天之内人体内睾酮就消失了。其缺点是这个手术不可逆，一旦切除睾丸，人体分泌睾酮的功能就会永久受损，而内分泌治疗的疗效只是暂时的，这种手术对病人的心理也是很残酷的创伤。

LHRH抑制剂

去除睾酮的另一种方法是注射阻断睾丸分泌睾酮的药物。根据使用产品的不同，每个月、每3个月或每6个月注射一次。

为了阻断睾酮分泌，这些药物还作用于大脑中控制睾酮分泌的结构。在大脑中，有两个结构依次支配睾丸：下丘脑，位于脑中心；垂体，位于脑底部的小腺体。下丘脑分泌促性腺素释放激素（LHRH），作用于垂体，垂体又分泌黄体生成素（LH），作用于睾丸。

如果我们从头开始，从上到下，LHRH刺激垂体分泌LH，而LH刺激睾丸分泌睾酮。因此，通过阻断大脑中LHRH的分泌，就可以阻断整个系统，从而在终端阻断睾丸分泌睾酮。

阻断LHRH的药物被称为LHRH抑制剂，分为两种类型，一种直接阻断睾丸分泌睾酮；另一种通过阻断睾丸接受垂体发出制造睾酮的信号来阻断分泌。它们对降低睾酮水平同样有效。

在治疗局部晚期前列腺癌或持续进展的前列腺癌时，可以联合使用LHRH抑制剂的内分泌治疗与放疗。内分泌治疗的疗程是可变的，根据情况需要6个月到3年不等。

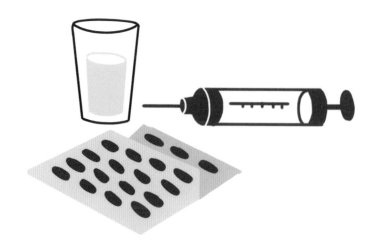

抗雄激素类药物及雄激素合成抑制剂

除了睾丸外，雄激素还有另一个次要来源：肾上腺。正如其名称所示，肾上腺位于肾脏的正上方。睾丸产生人体 95% 的睾酮，肾上腺皮质只产生 5%，但这 5% 足以刺激前列腺。因此，要阻断这种额外产生的睾酮，我们需要用到上述药物以外的药物。

这些药物包括抗雄激素类药物，如比卡鲁胺和醋酸环丙孕酮。此外还有一种新的、非常有效的雄激素合成抑制剂——醋酸阿比特龙，但必须与泼尼松联用，因为它同时还会阻止肾上腺分泌其他物质。

终身治疗

癌症发生转移时，必须终身进行内分泌治疗。某些癌细胞转移病灶较少且对治疗反应良好的病例（注射 LHRH 抑制剂后，PSA 水平明显、快速地下降）可以采取间歇性治疗。这些病例不需要重复注射，但每 3 个月需要检测一次 PSA 水平，当 PSA 水平超过某个阈值（根据病人情况可能阈值会有变化，通常为 10 纳克每毫升）时，就需要再次注射。通常情况下，每年注射一次就足以控制癌症进展。这种间歇性治疗的优点是可以缩短抑制睾酮分泌的时间、减少不良反应（尤其是潮热），因为在 LHRH 抑制剂的效果消失后，睾酮会缓慢上升，不良反应也会消失。对于其他病例，PSA 水平上升即表明前列腺癌有去势抵抗性，应继续治疗而不中断。对去势抵抗性前列腺癌，可以通过使用抗雄激素类药物或化疗来补充内分泌治疗。

近期出现了许多前列腺癌联合疗法取得良好效果的病例，此后，对转移性病灶较多的病人，越来越多的医生在治疗开始时就联合使用内分泌治疗和化疗（见下页）。

有时，即使在没有可见的肿瘤时，医生也会进行内分泌治疗，因为在前列腺切除手术或者放疗之后 PSA 水平会再次上升。但没有科学证据表明内分泌治疗在这种情况下是必要的，医生这么做的原因在于内分泌治疗会让 PSA 水平下降，这让大家都安心。在这种情况下，间歇性治疗很常用。

在法国，大约有 10 万名病人接受了内分泌治疗。根据 2008 年法国进行的一项研究，所有进行内分泌治疗的病人，有三分之一是长期使用内分泌治疗，三分之一是暂时与放疗联合使用，三分之一是复发（虽然进行了第一次治疗，但 PSA 水平再次升高，或者虽然切除了前列腺或进行了放疗，但肿瘤重新出现）后的治疗。

严重的不良反应

内分泌治疗是一种效果很好的前列腺癌疗法，但突然剥夺睾酮会造成身体的严重紊乱。我们可以预见，这可能会导致某些疾病，有些症状病人自己能感觉到，有些可以通过血检看到，此外可能还有心脑血管疾病的风险（见第 152 页）。

去势抵抗性前列腺癌的化疗

当癌症已经转移并对 LHRH 抑制剂的内分泌治疗产生抵抗性时（去势抵抗性前列腺癌），就需要多种疗法联合使用：LHRH 抑制剂搭配新的抗雄激素类药物或 LHRH 抑制剂搭配化疗。

转移性前列腺癌的治疗分为前后两个阶段：第一阶段癌症对睾酮剥夺敏感（80% 以上的病例）；第二阶段通常在第一阶段持续一段时间后（平均两年），内分泌治疗失效，癌症重新进展。

因此，当使用 LHRH 抑制剂或睾丸切除术去势后，癌症仍在

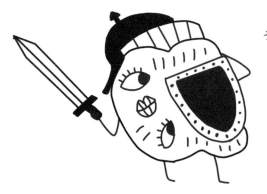

进展，就可以诊断是去势抵抗性前列腺癌。在这种情况下，此前处于较低水平的 PSA 又开始上升，癌症转移引起的疼痛症状可能会重新出现。此时，必须联合使用现有的各种疗法，但目前还没有联合治疗的固定方案。从经验上看，在使用 LHRH 抑制剂之后一般进行化疗，一些非前列腺癌特异性的化疗药物已经被用于治疗前列腺癌。这些药物也用于治疗其他癌症，尤其是乳腺癌。

在各种化疗药物中，最有效的是多西他赛和卡巴他赛，这两种都属于紫杉烷类药物。

化疗的不良反应

像所有的化疗药物一样，多西他赛和卡巴他赛也有不良反应，但总的来说，它们的药物不良反应不太严重，并且可使病人两年内死亡率降低 20%～30%。药物通过滴注进入人体，按照周期进行治疗。病人通常每三周在医院滴注一次，时长一小时。医生根据病人情况决定周期数量。平均是 6 个周期。这种治疗的最主要目的是在病人能够耐受化疗的前提下缓解疼痛。滴注时，病人肩部前方皮肤会预先埋入一个小盒子——输液港。

产生不良反应是因为化疗对机体正常细胞的毒性，特别是白细胞和红细胞，细胞数量减少，在化疗后平均十天左右出现血细胞的最低计数。多西他赛和卡巴他赛可能降低红细胞计数而导致贫血，但最严重的是白细胞（中性粒细胞）减少，三分之一的病人化疗期间会出现这种不良反应，而且还可能出现发热和感染（发生的概率较小），因为白细胞是身体对抗感染的防线。

除此之外，还有其他令人担心的不良反应：

- 一半的病人感到疲劳。
- 多西他赛会引起恶心和腹泻，卡巴他赛会引起便秘，三分之一的病人有这些不良反应。
- 感觉神经毒性（神经病）导致的手脚麻木或刺痛症状，五分之一的病人有这种不良反应。
- 手脚、面部或躯干皮肤疾病（发红或皮疹）。
- 指甲异常，可能变得易碎。
- 口腔溃疡。

这些不良反应与化疗的效果无关：没有出现不良反应并不意味着化疗没有效果，反之亦然。不良反应随代谢会逐渐消失。

🦴 让治疗更顺利

化疗会导致脱发吗？这是病人最常问的一个问题。答案是肯定的，非常不幸，头发确实会脱落，但并不是所有的病人都是如此：三分之二的病人会脱发，而且脱发程度有轻有重。第一次化疗滴注后 2～3 周脱发就开始了，但在最后一次化疗后 6～8 周头发会开始重新生长。所有化疗医生都会给病人提出一些建议，帮助他们尽可能顺利地度过化疗：

- 不吃西柚，因为它会增加多西他赛的不良反应。

- 避免跑步和反复揉搓手脚，这可能会加重皮肤的不良反应；还要避免洗热水澡。

- 减少吸烟和饮酒，以减少出现恶心和口腔溃疡的风险。

- 调整饮食，出现腹泻时多食用低纤维饮食（米饭、胡萝卜、香蕉等），便秘时食用高纤维饮食（水果、新鲜蔬菜、西梅干、全麦面包，还要大量饮水）。

一种新视角

新的抗雄激素类药物如阿比特龙和恩扎卢胺的研发，改变了治疗顺序，这些药物可以在化疗之前对去势抵抗性前列腺癌进行治疗。最近，有大型研究表明，当癌症大规模转移，开始内分泌治疗时就联合使用化疗可能效果更好。

转移性前列腺癌治疗方案的选择是针对具体病例的。医生会根据病人的一般情况、疼痛，以及转移病灶的数量和位置进行单独讨论。

当前列腺癌发生骨转移时，有骨质疏松症和骨折的风险。一点轻微的冲击就可能导致骨折，甚至是自发性骨折。为了加强骨骼，医生会开唑来膦酸，病人每月静脉滴注一次。唑来膦酸是一种合成分子，属于双膦酸盐类药物。这类药物也被用于治疗非癌症引起的骨质疏松症。它们可以抑制破骨细胞的活性（这些细胞吸收骨组织），还能抑制癌细胞在骨骼中的增殖。定期滴注唑来膦酸可以减少骨损伤和疼痛。除了已经用于治疗其他癌症的化疗药物和新抗雄激素类药物外，其他方法也被试验用于转移性去势抵抗性前列腺癌的治疗，但这些方法尚未推广。其中包括用于治疗肾癌的抗血管生成药物（抑制肿瘤毛细血管的生成），和用于膀胱癌的免疫治疗（刺激免疫系统摧毁癌细胞）。

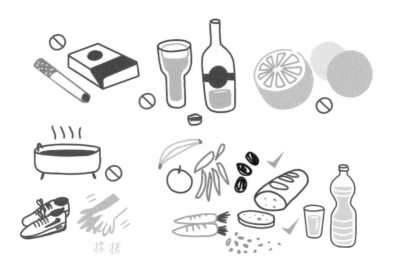

揉搓

对治疗效果有什么期待

对医生来说，这个问题的答案非常简单，无非就是能够治愈癌症。哈里斯民意调查公司代表前列腺癌病人组织"我们也在其中"（Us TOO）在美国进行了一项大型电话调查，受访的 200 名美国泌尿外科医生中的 172 人给出了同样的答案。

在进行泌尿外科医生调查的同时，调查公司还对该组织的 1000 名病人成员进行了调查，并提出了同样的问题：你对治疗效果有什么期待？病人作为切身经历了癌症的人，给出的答案却大相径庭：45% 的人希望治疗首先能保持他们的生活质量，只有 29% 的人希望治疗能延长生命；13% 的人希望治疗能延缓疾病的进展。

我们可以得出结论，不惜一切代价把病治好并不是病人的首要期望。所有的治疗方法都有不良反应，需要权衡不良反应和疗效。病人想要的是尽可能长时间地好好活着；把治愈疾病作为唯一的目标更多的是一种医学理念。

存在预防药物吗

目前还没有任何获批上市的药物能够预防前列腺癌。曾经 5α-还原酶抑制剂被寄予厚望，相隔几年的两项大型国际研究使用属于这类药物的非那雄胺和度他雄胺（二者常用于治疗良性前列腺增生），来探索 5α- 还原酶抑制剂对前列腺癌功能的预防作用，有数千名志愿者参与，但没有得出任何确定结论。在研究中，志愿者每天服用一片非那雄胺或度他雄胺，每两年进行一次活检。研究发现，服用这两种药物似乎可以降低低风险前列腺癌的患病风险，但同时，在相同样本中，中、高风险前列腺癌发病率略有增加。换句话说，为了减少低侵袭性前列腺癌的风险，反而增加了侵袭性更高的前列腺癌的风险，这是得不偿失啊！

研究结果引起了巨大的争议，却没有得出明确的结论。所以，这两种药物都没有被批准用于预防前列腺癌。

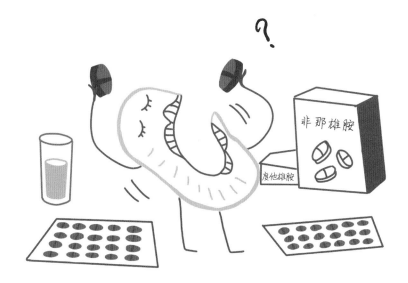

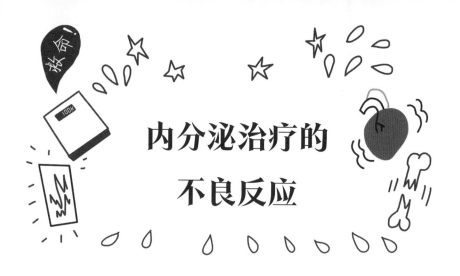

内分泌治疗的不良反应

在内分泌治疗刚开始的几周，病人可能会出现潮热、疲劳、性欲降低、勃起功能障碍等不良反应，还有可能出现乳腺肿胀。远期可能出现骨质疏松症、体重增加、糖尿病、高胆固醇血症、贫血、心脏病（心肌梗死）和记忆力下降。简而言之，内分泌治疗听起来好像很轻松，但是其不良反应远超出我们的想象，因此在进行治疗的过程中必须密切监测，将不良反应减到最少。

潮热和盗汗

内分泌治疗会引起病人潮热，特别是在上半身，然后开始出汗。这与妇女在更年期经历的症状相似，机制可能也差不多。这种症状出现的原因目前还不确定，可能是性激素的突然下降（前列腺癌内分泌治疗为降低睾酮，更年期雌激素会降低）导致下丘脑功能失调。下丘脑是大脑中负责调节体温的结构，潮热发生的原因是功能失调的下丘脑突然降低体温调定点，导致皮肤血管舒张，这就是病人潮热时皮肤上会出现红晕和出汗的原因，也是身体散热的表现。

一个世纪以前，人们就了解激素骤然下降引起的问题了：早在 1896 年，就有人尝试用去势的方法来治疗前列腺问题，当时的医生已经发现，去势之后产生的潮热与妇女在更年期时经历的潮热相似。这种现象是由"前列腺癌内分泌治疗之父"哈金斯发现的，并在其 1941 年出版的首部著作中做了阐述（哈金斯凭借这部著作获得诺贝尔奖）。

华盛顿堡的研究人员在 47 名接受内分泌治疗的病人皮肤上放置了 24 小时传感器，数据显示，病人平均每天会有 13 次潮热，主要是午后，而且潮热与身体活动无关。研究还表明，病人每次遇到强烈的潮热，都能被传感器捕捉到，这说明潮热不是心理作用，而是生理反应。

每位病人平均每天出现潮热 13 次，但这只是一个平均数：有些病人每天只有 3 次潮热，而有些病人高达 22 次。潮热次数的巨大差异目前还正在研究中。它可能与个体的某些遗传因素有关，目前已知潮热症状最严重的群体是年轻的病人和较瘦的病人。

不幸的是，无论病人的年纪和体形如何，潮热症状或多或少都会出现，基本上所有接受内分泌治疗的病人都会出现潮热。许多系统研究都证明了这一点，如最近发表的对温哥华 398 名接受内分泌治疗的病人的研究显示，90% 以上的病人都有潮热症状。平均而言，潮热是在内分泌治疗开始四个月后出现的。

如果需要终身进行内分泌治疗，潮热可能会随着时间的推移逐渐消失，但也不是每个人都会这样。通常情况下，在身体适应雄激素剥夺之前，潮热会一直存在：70% 的病人在治疗 5 年后潮热症状会消失，而 40% 的病人要等到治疗 8 年后。

病人停止治疗后，潮热会在几个月内消退，同时睾酮水平会再次上升。恢复的速度取决于治疗时间的长短：治疗时间越长，整个内分泌系统恢复时间就越长。对于一些病人来说，经过一年的内分泌治疗，可能需要 18 个月才能恢复正常的睾酮水平。

与更年期的潮热不同，长期以来，前列腺癌内分泌治疗引起的潮热一直被医生和研究人员忽视，认为这只是治疗带来的一个微不足道的不良反应，不需要应对。然而对病人来说，潮热却是内分泌治疗非常令人烦恼的不良反应之一。

内分泌治疗引起的潮热可以用不同的替代激素进行治疗，但它们也有不良反应，比如可能引起静脉炎、乳房肿胀、肝功能紊乱等，所以医生往往不愿意给病人开这些激素，或病人自己也不愿意使用。

根据病人自身情况，可以使用其他非激素类药物进行治疗，如抗抑郁药（文拉法辛或帕罗西汀）、抗癫痫药，甚至抗高血压药。

瑜伽、放松和行为治疗都可以缓解这种症状，此外还有一些植物药，如人参、亚麻籽、黑升麻（常用于治疗更年期潮热，可能会影响雌激素水平），或者大豆（也有助于缓解更年期潮热）。

骨质疏松症

睾酮降低会导致病人骨质快速流失，引发骨质疏松症。这种不良反应会影响到身体的所有骨骼。但这和癌症转移并不是一回事。骨质疏松症的风险随着内分泌治疗时间的延长而升高，治疗时间越长，出现骨折的风险越高。内分泌治疗 5 年后，前列腺癌病人患骨质疏松症的风险约为 20%，而未接受内分泌治疗的前列腺癌病人患骨质疏松症的风险约为 10%；内分泌治疗持续 15 年后，前列腺癌病人患骨质疏松症的风险上升到 40%，而未接受内分泌治疗的前列腺癌病人患骨质疏松症的风险为 20%。2007 年丹麦的一项重要研究表明，内分泌治疗让前列腺癌病人出现股骨颈骨折的风险增加了 3.7 倍。那么，接受内分泌治疗的前列腺癌病人应该做些什么来增强自己的骨骼呢？

首先，在开始内分泌治疗前，要了解自己的骨骼状况，以评估骨质疏松症的风险。事实上，在一定程度上，年龄增长也会导致骨质疏松。在开始治疗前，骨密度越低，治疗后出现骨质疏松症的风险就越大。通常，在内分泌治疗前需要进行骨密度测试。

要降低骨折的风险，病人首先应该停止吸烟，因为吸烟会导致钙质流失。并且，病人应每天自重训练 20～30 分钟，每周 3～4次，来增强骨骼。

钙和维生素的补充将有助于强健骨骼，每日遵医嘱服用1200～1500 毫克钙，400 国际单位维生素 D。

下面是一些增强骨骼的自重训练动作示范。

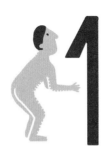 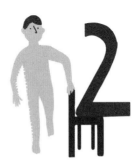

深蹲
· 两脚分开略比肩宽。
· 蹲下，髋关节和膝关节屈曲 30～40 度。
· 身体降低到舒适的姿势，膝盖往前，不要超过脚趾。
· 脚后跟发力推起身体，回到起始姿势。
· 重复动作 10 次。

单腿支撑
· 两脚分开略比肩宽。
· 微微弯曲一条腿，慢慢地将其抬高，到距离地面一米处。
· 保持 10 秒，然后休息。
· 每条腿重复动作 10 次。

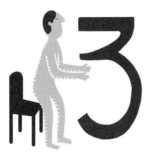

坐下-起立
· 站在一把椅子前。
· 屈曲膝关节和髋关节，慢慢坐下，但臀部要与椅子保持几厘米的距离。
· 保持几秒，然后站起来。
· 重复动作 10 次。

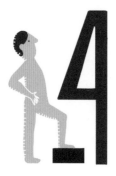

登上矮台阶
- 站在一个矮台阶前，双脚分开与肩同宽。
- 将一只脚稳稳踩在台阶上。
- 另一只脚的后跟发力，也登上台阶。
- 慢慢将一只脚放回地面，另一只脚也做相同动作。
- 每条腿重复动作 10 次。

前弓步
- 两脚分开与肩同宽。
- 一条腿向前迈，牢牢地踩在地上。
- 慢慢地重心将转移到前脚，身体降低到舒适的姿势。
- 回到起始姿势。
- 每条腿重复动作 10 次。

勃起功能障碍和性欲丧失

病人接受内分泌治疗时，性生活也会发生剧变，仅有不到 20% 的病人在性交时能够勃起。而受到更严重影响的其实是性欲，只有 5% 接受内分泌治疗的病人仍然对性生活保持高度的兴趣。性欲下降程度与接受内分泌治疗的时间正相关。除此之外，夜间自发勃起也不会再出现，且阴茎和睾丸会变小，因为当用 LHRH 抑制剂进行去势治疗时，阴茎和睾丸不再以正常方式受到刺激。要改善这些性功能的不良反应是非常困难的。当然，可以使用刺激勃起的药物如万艾可，但这些药物只能在有性欲时起作用，当没有性欲时就不管用了。

当然还可以采用阴茎注射药物的方法（见第 141 页），但是同样的道理，如果没有性欲，病人也不会想注射。最后，由于性欲已经严重下降，勃起功能的丧失对于病人往往就没有那么难以接受了，但这个问题仍然可能严重影响伴侣关系。因此充分沟通和相互理解是十分必要的。

情绪变化、抑郁症、记忆力下降

睾酮对大脑的生物学作用尚不完全明确，但它看起来可以改善大脑某些区域的血供，而且一些大脑结构有这种激素的受体。因此，抑制睾酮会导致情绪和认知功能的紊乱。

例如，据估计，病人在接受内分泌治疗后患抑郁症的风险比正常人高 38 倍。有一些研究得出了非常惊人的结果（关于痴呆的风险），但不幸的是，目前还未能从这些研究中得出一个具体的数字和结论。例如，美国费城的医学信息学团队近期发现，抑制睾酮似乎会使病人出现认知损害（包括阿尔茨海默病）的风险增加 1 倍。该团队分析了在他们自己的研究所接受过前列腺癌治疗的 9 272 名病人的档案，其中有 1 826 人曾接受过内分泌治疗。通过比较两组病人（没有接受内分泌治疗的 7 446 名和接受内分泌治疗的 1 826名）的随访情况，他们发现接受内分泌治疗的病人 5 年内患痴呆的风险为 7.9%，而没有接受内分泌治疗的病人风险为 3.5%。这种风险与治疗的持续时间有关，至少要经过一年的治疗，患痴呆的风险才会增加，而 70 岁以后接受内分泌治疗的病人患痴呆风险似乎更高。

这与同一时间发表的一项中国台湾地区的研究得出的结论方向大致相同。这项研究分析了一个健康保险数据库中 24 360 名前列腺癌病人的数据：比较 15 959 名接受内分泌治疗的病人与 8 401名未接受内分泌治疗的病人。研究显示，内分泌治疗会使高级执行功能异常和痴呆的风险增加一倍。但这项研究是由"大数据"分析得出结果的，没有考虑病人的个体情况和相关疾病，而这两个往往是影响不良反应的重要因素。

无论如何，到目前为止还没有可以预防这些不良反应的有效方法。虽然可以使用治疗阿尔茨海默病常用的认知刺激疗法，但目前没有关于这种疗法治疗内分泌治疗不良反应的具体数据。

体重增加、肌肉萎缩和体脂增加

内分泌治疗会使体形发生改变、脂肪增加、肌肉减少。在内分泌治疗过程中，病人的体重会增加，增量是初始体重的 1.8%～3.8%，也就是说，对于初始体重为 80 千克的男性来说，会增加 2～3 千克体重。由于皮下脂肪的堆积，腰围也会变大。

治疗 3 个月后，病人身体就会发生变化，并会随着时间加剧。目前还没有关于停止治疗后身体变化可逆性的研究，所以病人在停止治疗后是否能恢复原来的体重尚不清楚。

为了应对身体的这些变化，病人需要监测自己的体重，控制饮食，进行锻炼。原本控制饮食并不困难，但内分泌治疗会增强食欲。定期的体育锻炼有助于对抗肌肉萎缩、消耗能量。例如，吃一片涂黄油和果酱的面包会摄入 291 千卡 [①] 能量，步行 30 分钟大约可以消耗 200 千卡。

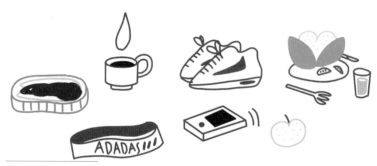

———————
① 1 千卡 = 4.184 千焦。

有许多网上和移动应用程序可以帮助保持体重。其中我比较喜欢的当然是由我和 A. 农克莱尔、A. 寇考尔和 E. 德凯尔维来制作的名为"Kcalme"的 iPhone 应用程序，已在苹果商店上架。这款应用程序可以让你实时跟踪从食物摄入的能量和体力活动消耗的能量，以管理体重。

糖尿病、高胆固醇血症和贫血

这些不良反应是非常常见的。50% 接受内分泌治疗的前列腺癌病人有糖尿病或高胆固醇血症，90% 有贫血。要应对这些不良反应，医生需要定期对病人血检，必要时开药治疗。治疗的第一个月病人就可能出现贫血，再加上体重增加，因此病人的脸看起来光滑而蜡黄。贫血还会引起疲劳，甚至萎靡不振。治疗停止后，这种不良反应是可逆的，但往往需要一年时间病人的血红蛋白才能恢复到治疗以前的水平。

心脏病

内分泌治疗最危险的不良反应就是引发心脏问题，这可能是致命的。我们刚刚提到的高胆固醇血症可能就是导致心脏问题的原因，高胆固醇引起为心脏供血的冠状动脉阻塞，同时缺乏睾酮会使动脉壁变硬，也减少了流向心脏的血液。

实际上，内分泌治疗 6 个月后心脏就有可能出现问题。这种不良反应在 65 岁以上的男性中特别明显，波士顿的放疗师达米科（前列腺癌三级分类系统创始人，见第 105 页）曾对 1 372 名病人进行的一项重要研究表明了这一点。

还有两篇发表的论文也证实了内分泌治疗的这种不良反应，其中一篇提到，在某些情况下，对于恶性程度低的前列腺癌病人，心脏病致死的风险甚至可能大于癌症致死的风险。

这篇论文发表在著名的《国家癌症研究所杂志》（*Journal of the National Cancer Institute*）上。作者比较了使用内分泌治疗联合前列腺切除术与只使用前列腺切除术两种方法，得出这一结论。接受内分泌治疗的 65 岁以上前列腺癌病人在 5 年内因心脏病死亡的风险是正常人的两倍以上；同时接受内分泌治疗和切除术的 121 名病人因心脏病死亡的概率为 5.5%（这些病人在进行切除手术之前平均已经接受了 3 个月的内分泌治疗）；而 1 018 名仅接受切除术的病人的这一概率是 2%。鉴于两组病人人数的巨大差异，最终的结果仍有值得推敲之处，但联合使用内分泌治疗与切除手术已经不再被推荐。

第二篇论文基于北美的健康登记系统（覆盖亚特兰大、底特律、洛杉矶、旧金山–奥克兰、圣何塞–蒙特雷和西雅图–普吉特海湾，以及康涅狄格州、夏威夷州、艾奥瓦州、新墨西哥州和犹他州）来分析 22 000 名前列腺癌病人的数据。其中，4 800 名病人接受了至少一年的内分泌治疗：他们患心脏病的风险比其他人高

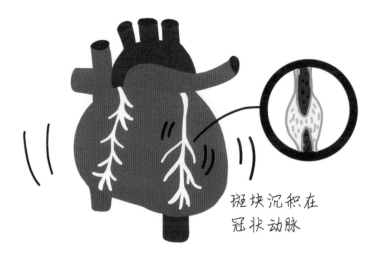

斑块沉积在
冠状动脉

20%。基本上是在内分泌治疗进行一年后就发生心脏病。

那么应该怎么减轻内分泌治疗的心脏不良反应呢？首先，内分泌治疗应在能够完全确保其疗效的情况下才使用：比如与放疗结合使用，以及在癌症转移时，内分泌治疗对病人的收益能够大于风险。其次，在病人已有心脏问题的情况下，应慎用内分泌治疗。对于这类病人，在开始治疗前应由心内科医生检查病人冠状动脉的状况。再次，病人应严格遵守能够预防心脏病的几项措施：戒烟、定期锻炼、减重和监测血脂水平。

第三部分

预防重于治疗

前列腺癌可以预防吗？这个问题无法回答，因为正如我们在前文所说，前列腺癌非常普遍，而且与年龄有关；大多数情况下，前列腺癌并不严重，不会干扰病人的生活，也不会缩短病人的寿命。因此，刚刚的问题需要换一种问法：如何才能减少因前列腺癌而引起其他病的风险？对此，我有几个建议：坚持锻炼、改善饮食、有规律地进行性生活。

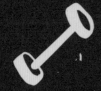
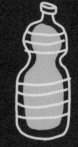

运动能解决所有问题吗

运动通常被认为是保持身体健康的关键，医生也经常建议病人多运动。然而运动对前列腺有好处吗？

体育活动与前列腺癌之间似乎存在着一种微弱的负相关。换句话说，体育活动可以略微降低男性患前列腺癌的概率。这一结论来自一项大规模的统计研究。中国黑龙江的流行病学家整理了有关这一主题的 43 项研究数据，总共分析了 88 294 个病例，并在 2011 年发表了研究结果。结果显示，无论是在工作中还是在日常生活中，一个经常锻炼的男性与一个不经常锻炼的男性相比，患前列腺癌的概率只减少了 10%。而且，体育活动对前列腺癌的预防作用只体现在 20～65 岁之间，20 岁之前或 65 岁之后，体育活动对于预防前列腺癌没有显著作用。

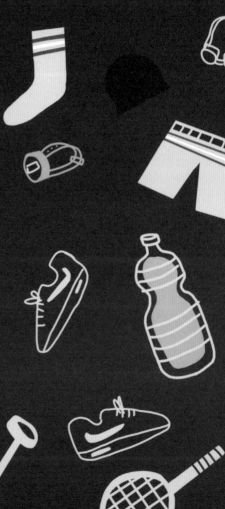

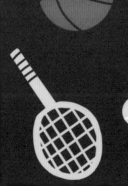

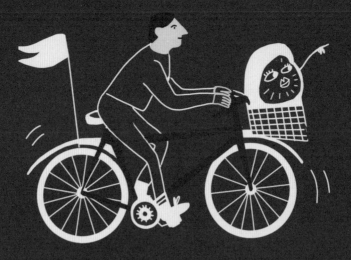

骑自行车对前列腺有害吗

这个问题很宽泛，引起了一些自相矛盾的谣言：骑自行车是否影响前列腺是业余骑行爱好者的聚会上最喜欢讨论的话题。

"你做了 PSA 水平检测吗？"

"周一测的，我的 PSA 水平很高，差不多到 15 了，但我是在前一天骑了 170 千米后做的测试……"

这种说法有根据吗？骑自行车是否能影响到前列腺？

之所以会有这种谣言，是因为人们认为骑自行车时是坐在前列腺上的，而车座长期压迫前列腺会导致前列腺分泌 PSA。因此，他们认为在长时间的自行车旅行后，PSA 水平上升是正常的。

然而事实并非如此，骑自行车的人实际上是坐在尿道球腺上，也就是阴茎根部，它位于睾丸后面。前列腺则位于更深的地方——其位置要高出几厘米，与坐垫没有任何接触。不过，上方的耻骨和下方的坐垫之间确实可能存在对这一区域的压迫。这种压迫会影响到阴茎根部，可能导致神经损伤或压迫阴茎动脉，从而导致阴茎的敏感性下降，甚至出现勃起功能障碍，但不会影响到前列腺。

为了确定这一点，2004 年，我关注了巴黎-尼斯大龄自行车赛的参赛者情况：133 名年龄 34～73 岁的男性选手同意赛前在巴黎进行 PSA 水平检测，并在完成分为 9 个赛段的 1 500 千米骑行到达尼斯后再进行另一次检测。结果如何？他们的 PSA 水平没有变化！因此，我们已经证明，骑自行车不会导致 PSA 水平上升。应该警告骑自行车的人，不要把 PSA 水平的上升归咎于骑自行车，一旦出现这种情况，一定要进行前列腺检查。

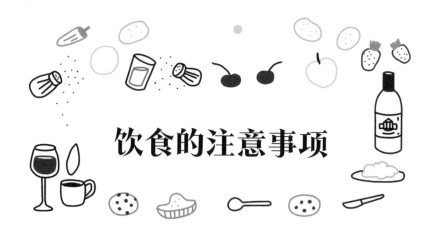

饮食的注意事项

"我听说姜黄很好，所以在网上买来每天都吃。""我经常喝绿茶，感觉很有效。""我听说大豆对前列腺有好处。""我们已经多年没有吃红肉了，只吃禽类的白肉，而且再也不吃奶酪了。""咖啡对前列腺有什么作用呢？"

🦴 人们如何发现健康饮食可以预防前列腺癌

故事要从 20 世纪 90 年代初说起，当时我们注意到不同国家之间的前列腺癌发病率存在很大差异。然后，我们逐个对国家进行分析，以欧洲为例，我们再次发现了前列腺癌的患病率在不同地域中存在着的巨大差异：北欧国家的前列腺癌发病率非常高，而南欧则低得多。这是由于人口结构的差异吗？或者是由于基因差异？还是由于所处地理环境不同？里昂的国际癌症研究机构和波兰格利维采肿瘤研究所的三位科学家——C. S. 缪尔博士、J. 内克图博士和 J. 斯塔谢斯博士于 1990 年在斯德哥尔摩著名的卡罗林斯卡学院举行的 WHO 会议上公布了这个问题的答案：这种差异不是遗传因素造成的，而可能与环境因素有关，尤其是饮食习惯。他们的研究成果于次年发表在著名期刊《肿瘤学报》（*Acta Oncologica*）上。

此外，研究人员对移居旧金山的日本人和华人的前列腺癌发病率进行了比较，发现与生活在故乡的父辈相比，这些移民的前列腺癌发病率增加了 3～7 倍。子代的基因与父辈的基因相似，因此导致出现这种差异的原因不在遗传因素，而是亚洲国家的饮食和西方国家的高饱和脂肪酸饮食不同。

饮食清单

人类不喜欢将自己的命运交给运气来决定，他们无法忍受生病的原因不明，尤其这种病还是可以预防的。事实证明，在人类的潜意识中，认为食物与健康息息相关，或许是因为在历史上，有人用下毒来谋得权力？也可能是因为小时候吃了劣质食物后突发肠胃炎？还是因为《圣经》中偷食禁果的故事？有一句土耳其谚语"吃得越饱，死得越早"，与希波克拉底的名言"让食物成为你的药"，都反映了这个想法。

简而言之，生病的人因为吃了不该吃的东西而感到内疚，而饮食健康的人则感到安全。有毒的食物和解毒的食物是我们这代人共同关注的焦点。事实证明，就前列腺健康而言，这些对于食物的执念有一部分是正确的，有些食物确实对前列腺有益。因此，我们应该清楚地了解哪些食物对前列腺有益，哪些食物有害。

为了回答这个问题，三年前，北卡罗来纳州杜克大学的三位泌尿外科医生筛选了自 1964 年以来发表的 5 000 多份相关的学术论著。以下是他们得出的营养素和食物清单。

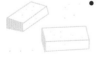

- **糖类**：应减少摄入简单糖类（单糖和二糖，来自水果和添加糖）。简单糖类会导致胰岛素的快速上升，可能引起前列腺癌。另外，简单糖类含量少的饮食会让体重下降，这会减缓癌症的进展。复杂糖类（多糖和低聚糖，来自谷物、土豆、蔬菜等）没有这种问题。所以要减少简单糖类的摄入。

- **蛋白质**：总的来说，摄入蛋白质不会影响前列腺癌，尤其是大豆蛋白。

- **脂肪**：减少饱和脂肪酸（黄油、猪油、肥肉）和 ω-6 多不饱和脂肪酸（葵花籽油）的摄入，增加 ω-3 多不饱和脂肪酸（鲑鱼、鲱鱼、亚麻籽油）的摄入。

- **少吃高胆固醇的食物**：如奶酪、蛋黄、动物脂肪等。

- **增加蔬菜摄入**：多吃十字花科蔬菜（卷心菜、花椰菜、西蓝花）、番茄、韭菜、洋葱和大蒜等。

- **维生素**：维生素 A、B、C 对前列腺没有影响，但维生素 D 对前列腺有保护作用，所以如果怀疑自己的前列腺有问题，可以时常去晒晒太阳，人体在阳光（紫外线 B）下会促进维生素 D 的合成。

- **钙**：各项研究结果不一致，没有任何确切的结论表明摄入钙会增加前列腺癌的风险。

- **姜黄**：现在很流行，确实有一些实验结果表明它有一定的保护作用，但目前还没有明确的证据。

- **石榴**：几年前，一项引起轰动的研究表明，每天喝一杯石榴汁可以延缓前列腺癌的进展，从此，石榴成为大热的抗前列腺癌食品。令人遗憾的是，这项研究中没有设置安慰剂对照组来比较石榴的预防效果。最近，之前的研究小组在相同条件下比较了石榴汁与安慰剂（具有相同味道、颜色的水）的预防效果，没有观察到任何差异，石榴的预防效果并不比水好。那么，石榴汁就一点作用都没有吗？并非如此，同一项研究结果显示，石榴汁对一小部分具有特殊生理特征的病人仍然有益。假如担心自己的前列腺，不妨尝试一下，如果PSA 水平下降，那么就继续喝。

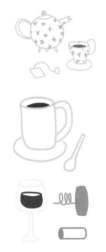

- **绿茶**：是养生食品的代表。总体来说，喝绿茶可以减少癌症风险，但必须达到相当高的量，而且要尽早开始。每年要喝超过 1.5 千克的绿茶，并且需要坚持 40 年以上。

- **咖啡**：对前列腺没有明显影响，或者说有微小的保护作用。一个意大利团队刚刚发表了一项研究结果，每天喝 3 杯以上的咖啡（当然得是意式咖啡），可以减少患前列腺癌的风险。

- **红葡萄酒**：一些实验数据表明葡萄籽对前列腺有保护作用，但目前还没有关于葡萄酒对前列腺影响的确切结论。

对心脏有好处的东西对前列腺也有好处

我经常向病人提出饮食建议：如果病人超重，就少吃点，也要吃好点，也就是说要减少摄入动物来源的饱和脂肪酸（多脂的红肉、猪肉腌制品、黄油和奶酪），少吃乳制品，多吃富含 ω-3 脂肪酸的鱼类（鲑鱼、鲱鱼、沙丁鱼），还有水果和蔬菜，特别注意多吃番茄、西蓝花和石榴。

这些建议也对心血管健康有益，任何对心脏有益的食物对前列腺也有好处。说到这里不难看出，心脏和前列腺的联系远比我们想象的紧密！

饮食往往是伴侣谈话的主题。我在同病人讨论饮食话题时，经常有妻子对丈夫说："我早就说过你吃太多猪肉了！""你就吃你的奶酪去吧，我也懒得管你了！"此时丈夫往往开始推卸责任："医生，你知道她才是管厨房的人啊！"有时候病人的饮食习惯还不错，就会像得了好成绩的学生一样得意，当然可能有点夸大其词："医生，我们已经多年没有吃过红肉了，我们只吃鸡肉！"

饮食习惯可以改变吗

这个问题不好回答。在圣路易斯，有研究人员对 134 名因前列腺癌住院的病人的饮食习惯进行调查——每周摄入红肉、乳制品、蔬菜和鱼的量，并为他们制订了个性化的关于如何改变饮食习惯和其他抗癌建议的手册。一年后，实验者将同样的调查问卷邮寄到病人家。

结果令人心动：一百多名病人已经尽自己所能地改变饮食习惯，这实属不易。但他们并没有完全遵循对他们抗癌有益的建议。虽然 60% 的病人增加了鱼类的摄入，但只有 40% 的病人增加了水果和蔬菜摄入或减少了乳制品摄入，而只有 30% 的病人减少了富含脂肪的红肉摄入。

吃蔬菜对战胜前列腺癌有帮助吗

美国进行了一项相关试验：研究人员随机挑选出超过 400 名患有低侵袭性前列腺癌的美国人，给其中一组病人打电话劝说他们吃富含蔬菜的"抗前列腺癌饮食"。研究人员定期给这组病人打电话，鼓励他们坚持抗癌饮食。另一组病人只收到一份相关信息的文件和饮食建议。

"抗前列腺癌饮食"每天需要摄入以下食物：

- 至少 7 份蔬菜（包括至少 2 份十字花科蔬菜和 2 份番茄）；
- 2 份水果；
- 2 份全谷物；
- 1 份豆类。

为了最大限度地摄入有益的生物活性成分，研究人员建议病人食用颜色深和味道浓郁的蔬菜和水果。除了十字花科蔬菜和番茄外，还鼓励病人食用深绿色叶菜、深橙色水果和蔬菜、洋葱、大蒜、浆果、柑橘属水果。1 份的定义是：半杯生或熟的蔬菜、水果或 100% 纯蔬菜汁，1 杯绿叶蔬菜，半杯熟的全谷物或豆类，或者 1 片全谷物面包。由于去皮土豆、莴苣和果汁的有益生物活性成分含量较低，因此没有被计入每日目标。

在 24 个月内，研究人员会监测这种抗癌饮食的效果，并将两组病人进行比较。该研究结果尚未发表。

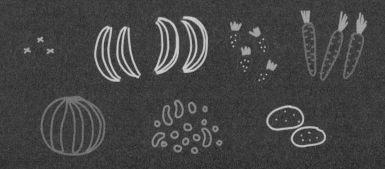

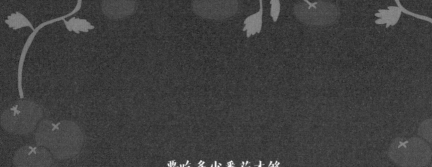

要吃多少番茄才够

好像没有办法确定一个准确的量，它应该随时间和季节的变化而变化，我们从来没有真正算过人需要吃多少番茄。所以，这个问题的答案一般都是近似值，即用自己感觉吃的量（我爱番茄，所以经常吃）、最近记忆吃的量（昨天吃了一些，所以经常吃），以及为了身体健康吃的量（蔬菜对健康有益，所以经常吃）取一个平均值。

最后，根据算出的平均值打分，这就是初步的数据采集，每个人计算出的平均值将同其他人的进行比较，还会比较所有人的病情。由此，研究者可以计算出病人吃的番茄、橙子、卷心菜、豆角、沙拉或其他食物越多，就越容易（或越不容易）生病，这就是观察研究。根据这种研究，研究者可以提出假设、观察趋势，但它不能提供确切的证据。

很遗憾，在饮食学中，除了观察人们的行为之外，其他的研究方法很难进行。从理论上讲，要想知道一种食物是否能够预防某种疾病，研究团队必须选择数百名没有这种疾病的试验对象，把他们分成两组，以五年或十年为期，其间规定一组人不吃某些食物，规定另一组人定期定量吃这些食物。然后在期限结束之后观察，两组人中各有多少人会患这种疾病。这是干预性研究，非常罕见，因为要开展这种研究有相当难度。

还有一种办法，用人类可以控制饮食的动物或可以控制培养基的细胞来代替人类作为试验对象，但动物及其疾病毕竟与人类及人的疾病差异很大，细胞更是如此，因此改变试验对象所得到的结果并不总是能够用到人的身上。

食　谱

沙丁鱼番茄比萨

分量及耗时

4 人份。

准备时间：30 分钟。

烹饪时间：10～15 分钟。

工具

去骨镊子；

削皮刀；

烤盘。

配料

8 条新鲜的蝴蝶沙丁鱼（每条剖成两片）；

1 汤匙红葡萄酒醋；

橄榄油；

预先揉好的面饼；

1 个成熟的番茄；

1 个洋葱；

100 毫升番茄酱；

百里香适量；

几片欧芹叶；

粗海盐或盐之花、胡椒碎。

做法

1. 用去骨镊子或者削皮刀，将鱼骨从鱼肉上剥离。给鱼肉撒上盐和胡椒碎，加醋抹匀。将鱼肉放入盘中，滴入适量橄榄油，反复涂抹、按摩，使橄榄油充分吸收。放入冰箱冷藏。

2. 烤箱 200℃预热（6～7 挡）。将面饼平铺在烤盘上。

3. 番茄放入沸水中煮几秒，方便去皮。去皮后的番茄切成两半，去籽后切成小块。

4. 洋葱去皮，切片。

5. 将番茄酱抹在面饼上，面饼外沿 1 厘米不要抹。面饼先放上洋葱，再铺上番茄。撒上盐和胡椒碎，加入百里香，滴入橄榄油。放入烤箱烤制 10～15 分钟，直到面饼上色即可。面饼烤制的同时，将鱼肉去皮。

6. 将比萨拿出烤箱，放上鱼肉，撒上欧芹，即可食用。

小贴士：一定要将鱼刺剔除干净，因为从外面买的蝴蝶沙丁鱼基本上都有刺，尤其是在鱼肉的最外侧。烤制时间由所用烤箱的功率决定，因此需要随时观察面饼上色情况。

番茄酱虾肉花椰菜馅饼

分量及耗时
4 人份。

准备时间：40 分钟。

冷藏时间：6～12 小时。

烹饪时间：1 小时 30 分钟。

工具
削皮刀；

法国砂锅；

漏勺；

搅拌器或者搅拌机；

26 厘米蛋糕模具；

铝箔；

吸水纸；

水浴用双耳烤盘。

配料
600 克花椰菜；

5～6 片卷心菜叶；

5 个鸡蛋；

1 大勺玉米淀粉；

300 克煮熟的大虾；

1 个成熟的番茄（个头较小）；

粗盐、精盐、埃斯佩莱特辣椒；

2 汤匙橄榄油；

1 个珍珠洋葱，去皮切碎；

500 毫升番茄酱；

1 片月桂叶；

1 枝百里香；

1 头蒜，切碎；

2 汤匙雪莉酒醋。

做法
1. 将花椰菜茎去皮。将花椰菜放入加盐的沸水中煮 6～7 分钟，煮软（可以用刀尖插入花椰菜块判断是否煮软），用漏勺盛出，放入冰水浸泡 1 分钟。沥干后备用。

2. 重新烧开煮花椰菜的水，放进卷心菜叶煮 1 分钟，取出放进冰水中，然后用吸水纸包裹挤干水分，用小刀去除叶片中心部分。

3. 将花椰菜放入搅拌机打碎。加入鸡蛋，每加入 1 个鸡蛋后都用搅拌机充分搅拌，最后加入玉米淀粉，继续搅拌。加盐，加入适量埃斯佩莱特辣椒提味。

4. 烤箱 200℃预热（6～7 挡）。将花椰菜茎切成 1 厘米宽的长条，虾去壳切块。将番茄放入沸水中煮几秒，去皮，只取番茄果肉外面部分，切成 1 厘米宽的条状。

5. 蛋糕模具内侧抹油，将卷心菜叶贴在模具内侧，注意卷心菜叶要超出模具的高度。模具内铺上一半花椰菜泥，表面整理平整。将花椰菜茎条纵向铺在花椰菜泥上，再放上虾肉和番茄条。铺上剩余的花椰菜泥，将超出模具的卷心菜叶折叠盖住花椰菜泥，轻轻按压，让馅饼成型。淋上橄榄油。用铝箔包住整个模具，在表面戳出几个小气孔。

6. 将蛋糕模具放入水浴烤盘，盘中倒入沸水，放入烤箱烤 1 小时。取出模具，冷却之后放进冰箱冷藏 6～12 小时。

7. 准备酱汁：将橄榄油加热，放入洋葱，煎至透明。加入番茄酱，月桂和百里香，不盖锅盖煮 10 分钟。关火，捞出酱汁中的香料渣，加入蒜末和醋，加盐，拌匀，冷却。酱汁质地要浓稠。保鲜膜封好放进冰箱。馅饼可切片搭配酱汁食用，无须加热，无须冰冻。

小贴士：也可以直接将馅饼隔水加热 1 小时，但仍需要包铝箔。这道菜非常适合野餐食用。

绿茶脆鲭鱼

分量及耗时	配料
4 人份。	6 条中等大小的新鲜鲭鱼（每条 150～200 克）；
烹饪时间：20 分钟。	4 根葱；
腌制时间：12 小时。	200 毫升矿泉水；
	150 毫升白葡萄酒醋（或米醋）；
工具	2 汤匙橄榄油或芝麻油；
削皮刀；	1 汤匙绿茶、龙井茶或日本煎茶；
去骨镊子；	1 汤匙鱼露或泰式鱼酱；
双耳烤盘；	1 根鸟眼辣椒；
法国砂锅；	盐、黑胡椒。
细孔漏勺。	

做法

1. 将鲭鱼去骨，用去骨镊子小心地将鱼骨提出，注意不要破坏鱼肉。再将鱼肉撒盐，放在烤盘中。

2. 将葱去外皮，切成小段。

3. 在锅中倒入矿泉水，加热到 65℃。关火，加入茶叶，盖上锅盖焖5 分钟。5 分钟后加醋、橄榄油、辣椒和两撮胡椒碎。再次加热至沸腾。关火，加入鱼露和切好的葱。将调味汁倒在鱼肉上，用保鲜膜封好。

4. 待冷却之后，放进冰箱冷藏 12 小时，第二天从冰箱中取出，无须加热即可食用，可搭配生菜或者土豆食用。

小贴士：经过茶叶腌制后，鱼肉会有淡淡的茶叶香味。如果要让茶叶味道更淡，可以及时滤出茶叶。这道菜也可以作为前菜食用。

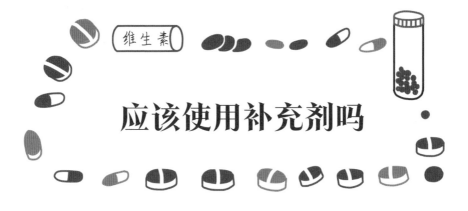

应该使用补充剂吗

使用补充剂这方面的试验数据相互矛盾。有一些膳食补充剂是有效的，但不是对每个人都有效，效果因人而异。我们可以看一下现有的数据。

维生素和矿物质补充剂研究

这是一项规模庞大的研究，在为期 5 个月的媒体宣传（1994 年 3~7 月）之后，研究才得以开展。

一共有 79 976 人报名，最终筛选出 13 017 名志愿者，他们来自法国各地，其中包括 5 141 名 45~60 岁的男性，研究于 1994 年 10 月开始。中途有一些志愿者退出，剩下的男性志愿者被分为两组，第一组 2 508 名志愿者在试验期间每天服用安慰剂，第二组 2 520 名志愿者每天服用膳食补充剂胶囊（平均持续 7.5 年），胶囊中含有 β-胡萝卜素（每日 6 000 毫克）、维生素 C（每日 120 毫克）、维生素 E（每日 30 毫克）、硒（每日 100 毫克）和锌（每日 20 毫克）。

每个月，志愿者都会反馈自己的健康状态。一开始通过 Minitel（在研究初期，这是法国非常流行的通信手段）反馈，后来通过电子邮件反馈。最终的结果并没有达到预期，在安慰剂组的

2 508 名男性中，有 124 人在研究期间患上癌症，而膳食补充剂组有 88 人患癌症，患病率只比安慰剂组低了 29%，主要是患消化道癌症的人更少。就前列腺癌而言，膳食补充剂组只比安慰剂组少了几例，这种差异只在血检中显示缺少抗氧化剂（特别是 β-胡萝卜素）的男性中存在。相比之下，对于同一试验的女性志愿者，膳食补充剂对癌症的风险没有影响，也许是因为她们本身的饮食习惯就更好，因此不需要服用膳食补充剂。研究得出了许多结论，其中一条是，膳食补充剂可以由富含抗氧化剂的饮食来代替，也就是我们常说的每天 5 种水果和蔬菜！

硒和维生素E癌症预防试验

而后，美国又开展了第二大规模的补充剂研究：硒和维生素 E 癌症预防试验（SELECT）。SELECT 主要关注补充硒或维生素 E 是否能降低前列腺癌的风险。

三年内，35 533 名男性志愿者参与试验，他们被分为 4 组：服用硒；服用维生素 E；同时服用两者；服用安慰剂。最后，结果显示，服用硒和维生素 E 并不能预防前列腺癌，但服用硒组的糖尿病风险略有增加，甚至，服用维生素 E 组的前列腺癌风险也有轻微增加！

简而言之，对于部分人来说，这些五花八门的补充剂，如 β-胡萝卜素、维生素 C、维生素 E、硒和锌，都没有预防前列腺癌的作用。

防癌明星——番茄红素

然而还有一些物质备受青睐，特别是番茄中的番茄红素和西蓝花中的萝卜硫素。番茄红素仍然是预防前列腺癌的明星。

番茄红素是一种抗氧化剂。因此，它可以对抗由于细胞氧化造成的染色体破坏，扼制癌变的源头。一些水果之所以能有如此鲜亮的颜色，都得益于番茄红素。它在番茄及其制品（番茄酱、浓缩番茄汁）、西瓜和番石榴中大量存在（见下表）。有研究表明，通过饮食摄入番茄红素，可以减少前列腺癌的发病率和死亡率。

食物	番茄红素含量（单位：毫克每100克）
浓缩番茄汁	29.3
纯番茄汁	17.5
番茄酱	17.0
浓缩番茄汤	10.9
番茄罐头	9.7
番茄汁	9.3
西瓜	4.8
番石榴	5.4
生番茄	3.0
木瓜	2.0

多年来，番茄红素对于前列腺癌的预防效果一直被报道。在美国，一项大规模研究通过分析定期收集的 51 529 名 40～75 岁男性志愿者的健康数据，证明了番茄红素的抗癌效用。这些男性从 1986 年起就开始参与一项名为"卫生专业人员随访研究"的大型项目。他们都是卫生行业的从业者，包括配镜师、足病医生、口腔科医生、正骨医生、药剂师和兽医。志愿者承诺定期反馈自己的健康状况，并填写研究团队发放的关于饮食习惯的问卷。这项研究最

新的统计数据于 2014 年发表，数据显示，摄入番茄红素的量（每日摄入 10 毫克以上算高，3 毫克以下算低，包括生或熟番茄、番茄酱，甚至比萨）与前列腺癌的风险成反比；通过饮食摄入番茄红素越多，因前列腺癌死亡的概率就越低，这个概率最多会降低 28%！

在前列腺癌症病人切除前列腺之前，医生会让他们服用高剂量的番茄红素膳食补充剂（每日 30 毫克，持续 3 周），因为它似乎可以减少癌症的侵袭性和肿瘤的体积，并降低 PSA 水平。

来自十字花科蔬菜的萝卜硫素

十字花科蔬菜，特别是西蓝花含有的萝卜硫素，通过刺激我们细胞中的抗癌基因起到抗癌效果。在法国布列塔尼，一项对 90 名治疗失败且 PSA 水平逐步上升的病人进行的初步研究表明，每天摄入 60 毫克的萝卜硫素有助于遏制 PSA 水平的上升。

膳食补充剂使用建议

市面上有许多膳食补充剂，然而，几乎有一半的前列腺癌病人在主治医生不知情的情况下自行服用过这些补充剂。我们应该如何看待这个问题呢？

首先，膳食补充剂必须符合食品安全部门对膳食营养摄入的建议。

例如欧洲食品安全局的建议规定了每种物质的未观察到不良反应水平（NOAEL），如锌为每日 50 毫克，硒为每日 850 毫克。这个剂量大致相当于每天进行多样化饮食摄入的各种营养素量。超过这个剂量，就不能上市销售，因为具有潜在的危险性。超过剂量的产品要想获批上市，生产商必须投入相当昂贵的时间和资金进行研究，而这是生产商最不愿进行的一个步骤。因此，市面上销售的膳食补充剂提供的每日营养素剂量不会超过饮食所能提供的剂量，更不会超过欧洲食品安全局建议的剂量，只需要看看这些膳食补充剂的成分表就能发现这一点。

其次，除了经过科学证实的效果之外，膳食补充剂还应能为病人提供精神支持，病人服用膳食补充剂之后，会更有信心战胜病魔。

最后，如果病人服用这些补充剂，自己就能观察效果。PSA 水平可以作为一个指标，如果 PSA 水平稳定或下降，在充分考虑补充剂安全性的前提下（不超过最大剂量且没有任何可见的不良反应），而且经济上能够负担，就可以继续服用。

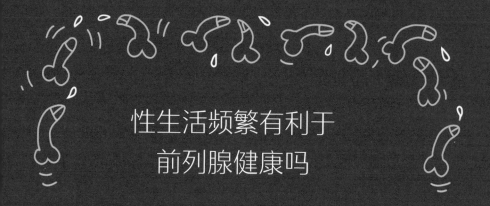

性生活频繁有利于
前列腺健康吗

对这个问题，有两派观点长期争论。

根据排毒疗法理论，身体废物的排出（尿液、粪便、胆汁、痰）是健康的保证。该理论认为精液是身体的一种废物，定期排泄是有益的；储存精液是有害的，尽可能多地排精可以使前列腺保持健康。这一理论的支持者认为，精子含有几种物质，即精胺、亚精胺和腐胺，这些物质可能使细胞培养发生癌变。这是"性生活受挫可能会导致前列腺癌"这一理论在生化方面的论据。由于射精次数太少，上述物质在前列腺中积累，最终会导致癌症。这一派观点最大的问题在于，在临床上无法证实他们的假设，人群调查甚至还得出了与此相反的结论。

另一派观点认为，过于频繁的性生活可能会导致癌症。这一点没有生化方面的论据，但问卷调查研究显示，每周超过 3 次的性生活会增加前列腺癌的风险。除了性生活次数超过上限外，性传播疾病也会增加患癌风险，这个结论同样是基于问卷调查研究。

看起来第二个观点才是对的，但是争论还没有结束。

在 2001 年，一项为期 8 年，覆盖近 3 万名美国人的特殊调查有了新发现。参与调查的志愿者不是普通人，而是卫生职业人员，包括护理人员、配镜师、正骨医生等，志愿者承诺会一直填写定期发放的关于健康和生活方式的问卷。

自此，事情发生了转变。根据这项研究，每月射精次数超过 21 次的男性比射精 4～7 次的男性患前列腺癌的概率低，最多低了约 30%！这一小部分"纵欲者"在之前研究的计算中被忽略了，之前的研究都将这一部分"纵欲者"归于了每周射精 3 次以上的那一类人，这就是为什么以前的研究没有发现这一人群。

2014 年，加拿大蒙特利尔的研究团队在此基础上又给出了新的数据支持。该团队比较了 1 590 名前列腺癌病人和 1 618 名未患前列腺癌的男性，结果显示，从未发生过性行为的男性患前列腺癌的概率几乎是其他人的两倍，这项研究没有发现性传播疾病和前列腺癌之间的联系。

因此，每月的射精次数可能会影响男性前列腺癌风险。然而我们可以参考一组数据，50 岁男性每月平均性交 8.6 次，不同年龄段的性交次数不同，但都不超过 14 次。根据这组数据，这项指标可能必须达到一个相当高的数值才会有预防作用。

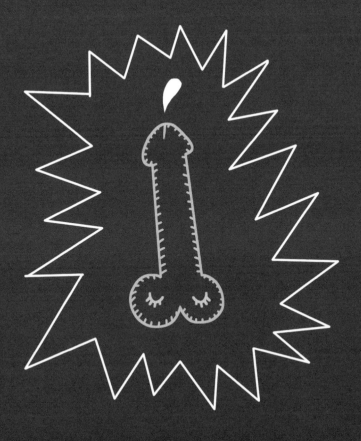

第四部分

前列腺炎

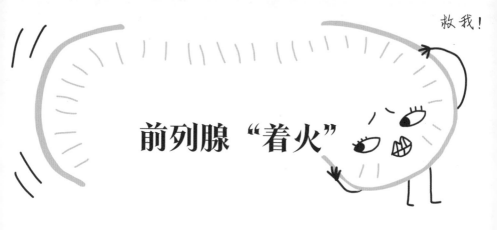

前列腺"着火"

救我！

前列腺炎是前列腺的第三大常见疾病。5%～10% 的男性都患有前列腺炎。前列腺炎的法语是"prostatite"，其后缀"-ite"就是炎症的意思。因此，前列腺炎是一种炎症，但事情远远不止这么简单。事实上，前列腺炎主要分两类：急性前列腺炎和慢性前列腺炎。而慢性前列腺炎的情况更为复杂。

急性前列腺炎

急性前列腺炎是前列腺的细菌感染。与女性的膀胱炎一样，细菌来自身体外部，但急性前列腺炎的患病率比膀胱炎要小得多，因为前列腺离阴茎尿道外口很远，因此接触到外部细菌的概率比女性的膀胱更小，要知道，女性的膀胱与外界的通道只有 4 厘米长。

导致前列腺炎的病原体与膀胱炎相同。首先是肠道细菌，主要是我们熟知的大肠杆菌。一旦患上急性前列腺炎，病人立刻就能察觉，病人会有高热 40℃、寒战、排尿时有烧灼感等症状。病人感觉很不舒服，非常疲惫，有时会恶心、呕吐。在最严重的情况下，细菌可能进入血液（导致败血症），并引起休克、血压下降等一系列问题。

有时，感染引起的前列腺疼痛或肿胀会引起尿路梗阻。这种情况很危急，必须立即开始抗生素治疗，并通过在耻骨上膀胱处造口或放置导尿管引流。如果感染是其他病原体引起的，则必须进行尿培养，确定病原体，并用针对性的抗生素治疗。如果使用的第一种抗生素无效，可以更换其他致病菌敏感的抗生素。

要想治愈急性前列腺炎并且不留后遗症，关键在于足够的治疗时间：要保证至少 3 周，甚至 4～6 周的治疗。因为抗生素在前列腺发炎的情况下无法充分扩散，治疗时间过短不能消灭所有的病原体，病情可能很快复发，甚至可能导致慢性前列腺炎，有 5% 的病例会发生这种情况。

通常情况下，很难明确病原体是如何感染前列腺的。有时，某些因素会使细菌容易沿尿道上行，引起前列腺炎，如包茎、性传播疾病、无套肛交等。还有一些前列腺自身的因素，如前列腺梗阻（因此前列腺炎痊愈之后需要检查是否有梗阻）。还存在医疗行为导致感染的情况，如前列腺活检或膀胱导尿。最后，慢性鼻窦炎也可能增加急性前列腺炎的风险，但目前原因不明。

总之，急性前列腺炎是前列腺感染所致，应使用合适的抗生素治疗，比慢性前列腺炎简单得多。

慢性前列腺炎

我们谈论的慢性前列腺炎并不是单一的疾病，而是分为许多不同的类型。然而，对于病人来说，结果都一样，因为无论患的是哪种类型的慢性前列腺炎，病人都会出现相同的症状——首先是会阴（肛门和阴囊之间）疼痛，其次疼痛向阴茎放射，有时伴有耻骨上方疼痛，最后是射精或射精后疼痛。因此，慢性前列腺炎对病人来说是痛苦的。

有时，影像科医生可能会出错：并不是前列腺里有明显的结石就可以诊断有慢性前列腺炎；必须要有疼痛才可能是慢性前列腺炎。而绝大多数情况下，前列腺中的结石是无痛的。

根据定义，疼痛持续至少三个月，就可能是慢性前列腺炎。疼痛的程度会随着时间的推移而发生变化，但所有的慢性疼痛都会影响病人的状态，甚至可能引起抑郁或焦虑，并且影响性生活的质量。

前列腺结石是正常现象

前列腺结石与肾脏或胆囊结石不同，后两者是不正常的，会引起疼痛或并发症。前列腺结石是直径为几毫米的正常小结石，99%的成年男性前列腺中都有结石。它们不会引起任何症状和不适。

这些结石是尿液中的晶体沉淀造成的：排泄前列腺液的管道不具备防逆流的功能，在排尿时，少量尿液回流到前列腺管道，晶体沉淀于此，在几年内形成结石。

这曾经是权威的解释，直到法国国家科学研究中心（CNRS）的研究团队、南巴黎大学固体物理实验室和法兰西学院凝聚态化学实验室着手研究这个问题。研究者们用光谱和电子显微镜分析了 23 个前列腺结石，结果显示，83% 的结石中存在病菌，自此权威理论被推翻。

那么，前列腺结石是单纯的尿液反流还是感染引起的呢？在结石的形成过程中，可能两种情况都存在，但无论在哪种情况下，结石的存在都是正常的。这些结石在超声检查中非常明显，它们的存在并不意味着前列腺有病。然而，放射科医生在观察到结石后，常常在检查报告里写"慢性前列腺炎"，这可能会使病人产生不必要的焦虑。但是，关于结石的大小，专家们也争论不休：尽管我们都知道，体积很小的结石不会造成任何问题，还是有一些研究表明，当它们体积变大之后，有时也可能引起疼痛或感染。

有 1 个 1 万多年前因为感染死于苏丹南部的人，意大利和英国的考古学家对他的骨骼进行了分析，在骨盆中找到了 3 块大石头，经过详细分析，发现它们是感染引起的前列腺结石。该发现是人类前列腺结石最古老的证据！

前列腺炎大家族

I 型是我们前面提过的急性细菌性前列腺炎，II 型前列腺炎是慢性细菌性前列腺炎。这类很简单，只是前列腺液中存在细菌。III 型是慢性盆腔疼痛综合征——此时前列腺没有被感染，前列腺液中也没有细菌。从这里开始就属于我们未知的领域了。我们将 III 型再分为两个亚型（仅限于描述，机制未知）：III A 型，慢性非细菌性前列腺炎——前列腺液中没有细菌，但有大量白细胞；III B 型，前列腺痛（prostatodynia，"-dynia"意为"疼痛"）——前列腺液中没有细菌，也没有白细胞或白细胞很少。IV 型是前列腺液中有白细胞而没有出现疼痛。这四大类是美国国立卫生研究院正式制定的前列腺炎分类系统。

因此，前列腺液中含有大量的白细胞却没有出现疼痛是可能的。而且，白细胞计数正常的标准也存在争议。在分析前列腺液时，每个显微镜视野中超过 10 个白细胞就算超标，这是医学界达成的共识，但一直没有真正科学上的证据能够确定这个标准。有时，前列腺液中的白细胞增多或减少也有可能是正常的。

医生根据前列腺液中是否含有细菌和白细胞对慢性前列腺炎进行分类。感染是我们了解的领域，因此我们可以从感染入手，通过确定前列腺有无感染来进一步划分类型，但这种办法并不能解决所有问题。

在实际生活中，如果盆腔疼痛长时间持续，我们该怎么做

所有的诊断和治疗，都是基于对前列腺液的分析。因此，必须

进行前列腺液分析，这是一切的基础。排出前列腺液，需要用力按摩前列腺。按摩由实验室技术员或泌尿外科医生操作，按摩者的手指从病人肛门进入，用食指非常用力地"刮"前列腺，持续数秒甚至一分钟。然后病人会排出液体，收集最开始的液体：这些是前列腺液，由手指从前列腺中挤压出来。

检查结果会在 48 小时之后出来。如果检查发现前列腺液里有细菌，情况并不复杂，使用细菌敏感的抗生素治疗足够长的时间就能痊愈。曾经有人建议养成适当喝蔓越莓汁的习惯。早晚各喝一杯 200 毫升的蔓越莓汁，可以预防女性的复发性膀胱炎。蔓越莓汁有低糖型，能量很低，现在非常流行，在超市的软饮料区都可以买到。不幸的是，没有任何证据表明蔓越莓汁对慢性前列腺炎有效，但也不妨尝试。

补锌是否有用还存在争议。有人认为补锌有价值，因为有研究表明，慢性前列腺炎病人精液中的锌浓度偏低，而锌的杀菌作用是众所周知的。人们倾向于认为这是一种因果关系。不幸的是，没有证据表明片剂的锌补充剂可以提高精液中的锌含量，也没有研究证明锌的片剂可以预防或治疗慢性前列腺炎。

在没有细菌感染的情况下出现疼痛，事情就比较棘手了。前面已经提到过，这是医学界的未知领域——男性慢性盆腔疼痛综合征。

换句话说，就是男性出现了盆腔疼痛。如果一个病人来看医生，告诉医生他的阴囊和肛门之间很早之前就反复出现疼痛，而且一直持续，医生就会告诉他："哦，这样说我就知道了，你得了慢性盆腔疼痛综合征。"

病人在看病前就已经知道自己的盆腔在痛了，医生告知疾病的名称，让他确认自己真的病了。而在此之前，病人的疼痛常被认为是心理因素导致的"身心障碍"，他需要"放松心态"，并且"等他心态好了就没事了"。

按摩疗法有用吗

这种疗法有支持者也有反对者。支持者的依据只是少数泌尿外科医生的经验，据说对于少数病人前列腺按摩是有效的。而反对者是有数据和大量病例支持的，例如埃及开罗的一个团队的研究。他们将参与试验的慢性前列腺炎病人分为两组，一组只服用抗生素，另一组除了接受抗生素治疗外，还要进行每周 3 次，为期 4 周的前列腺按摩。在每次按摩时，用手指按压病人的前列腺，从两侧外缘向中央沟，每侧 6 次，最后在中央沟自上而下挤压出前列腺液。然而结果却令人失望：抗生素治疗配合按摩的效果并不比只用抗生素治疗的效果好。

综合这两种观点，我们可以认为反复按摩前列腺引流分泌物可能有用，但只适用于某些病人。因此，只有在其他治疗方法失败的情况下，才考虑前列腺按摩，当然也要提前告知病人实情。

如果要进行前列腺按摩，应每周进行 2~3 次，持续 6~12 周，并与抗生素联合使用，这可能可以改善四分之一到三分之一病例的症状。但是前列腺按摩的主要问题，除了人们对其作用的质疑外，就是缺乏按摩操作者。

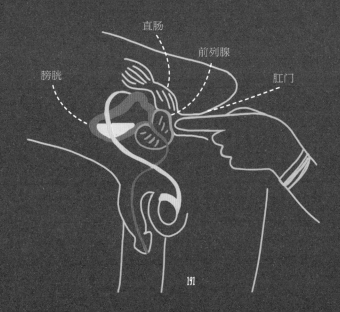

如何治疗慢性盆腔疼痛综合征

在命名和认识这种病之后，就到治疗了。让我们来看看前列腺按摩后收集的前列腺液的分析结果：其中没有细菌，白细胞可能存在，也可能不存在。

在分泌物中没有细菌但有白细胞的情况下，根据以往的经验，即使没有发现细菌，抗生素也是可以起作用的，治疗需要持续6周，之后病人有50%的概率痊愈。如果没有痊愈，可以尝试使用α_1受体阻滞剂（见第57页），以及抗炎药，尤其是在出现排尿不畅的情况下。

用抗炎药看起来是合理的，因为在前列腺液中有白细胞。但事情没有这么简单：尽管有白细胞，前列腺也不一定有炎症，而且在没有疼痛的情况下也可能发现白细胞。简而言之，如果有类似情况，可以尝试一下抗炎药，看看效果。

一些研究认为各种天然提取物对慢性前列腺炎有一定效果，包括花粉提取物舍尼通、植物性黄酮醇槲皮素（来自红酒、洋葱和绿茶）和锯棕榈（见第55页）。这些物质都有科学研究支持其有效性，但作用机制尚不明确。与抗炎药一样，鉴于它们的安全性，也可以尝试看看效果。这些药物在网上都可以买到。

最后，矿泉水疗法可以改善症状。治疗9个月后，有八成病人的情况得到改善。

还存在前列腺液中既没有细菌也没有白细胞的情况，这种情况比较常见。出人意料的是，上述提到的针对前列腺液中有白细胞的治疗方法在这种情况下也适用。

我们很难理解这种疼痛，因为前列腺液中没有细菌和白细胞，就说明前列腺没有"客观存在"的异常迹象。有几种假说，第一种认为它是一种感染——隐匿性感染，只是我们找不到病原体。为了证明这一假说，就像揭秘犯罪现场一样，找出病原体的DNA才是最重要的。我们不再在显微镜下寻找细菌（只有在细菌数量足够

多时才能看到），而是在前列腺液中寻找它们的 DNA：这些 DNA
存在于大约 70% 前列腺液中有白细胞的病人和 14% 前列腺液中没
有细菌和白细胞的病人中。这就是为什么即使没有看到细菌，抗生
素也能发挥作用。

前列腺过度敏感

第二种假说是前列腺过度敏感，这是一种会持续存在的、非常
痛苦的经历。通常情况下，人们不会感觉到前列腺的存在。我和大
家一样，在我写下这段话的时候，也感觉不到前列腺在我身体的什
么位置，但我知道我的脚在哪，即使我不看它。这是为什么呢？因
为理论上，前列腺不应该出任何问题，所以大自然没有赋予它任何
特别的感觉。因此，通常情况下，我们都感觉不到自己的前列腺。
然而患有慢性前列腺炎的男性却能感觉到前列腺的不适。

过度敏感的理论基础是，前列腺受过的创伤——首要的是感
染，也可能是放置导尿管，甚至手术——"唤醒"了神经系统，
使其注意到前列腺的存在，让前列腺变得敏感。对于这一假说，目
前没有明确的证据，也没有任何具体的治疗方法。

此外，还有一种假说：前列腺被顶部的膀胱和周围的骨骼和关
节包围，这些结构出问题之后也可能在前列腺的区域引起疼痛。如
果是膀胱出问题，疼痛感在排尿时会缓解，需要考虑间质性膀胱炎
的可能，也可能是因为膀胱黏膜层的缺陷，尿液渗透到肌层引起疼
痛。如果是骨盆的骨骼和关节出问题，可能会出现腰痛、坐骨神经
痛，或者骨盆姿势问题。这属于正骨医生应该感兴趣的范畴了。整
骨医生安德烈·梅特拉先生和永京·拉那·德蒙泰贝洛女士还就这
个主题发表了论文。对病人进行了长期的观察后，他们成功地开发
了纠正慢性盆腔疼痛综合征病人的骨盆姿势问题的治疗方法，接受
治疗后有一半的病人症状得到缓解。

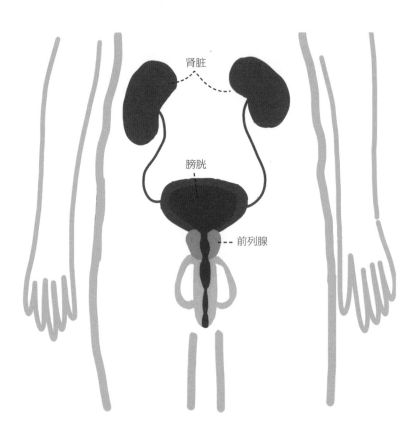

肾脏

膀胱

前列腺

还有其他疼痛原因吗

当然，可能还有其他鲜为人知的原因导致前列腺疼痛，也可能
是一般的疼痛引起前列腺疼痛，如肠易激综合征或纤维肌痛。但无
论是什么原因引起的，这种疼痛都可能会逐渐自行好转，特别是疼
痛并不剧烈，或者疼痛是最近才出现的情况。J. C. 尼科尔是加拿
大泌尿外科医生和慢性前列腺炎的国际知名专家，他的团队对位于
加拿大安大略湖畔的伦诺克斯和阿丁顿的居民的慢性前列腺炎发病
率进行了调查。结果显示，参与调查的 20～74 岁的男性中，大约
10% 有慢性前列腺炎的症状 —— 会阴疼痛和射精痛。在这次调查
一年后，他们联系了其中 40 名有慢性前列腺炎症状的病人，其中
三分之一的人反馈，随着时间的推移，疼痛已经自行消失了。

如果前列腺疼痛，为什么不直接切除它

在学术文献中，只有几个传闻的相关病例，切除前列腺这种做法根
本不值得推荐。因为一方面，无法确定完全切除前列腺就能治愈疼痛（由
于根本不知道是否只有前列腺出了问题）；另一方面，切除前列腺可能
会导致泌尿系统或性功能方面的后遗症。但如果前列腺内有体积较大的
结石，病人除了感染或疼痛外，还可能伴有排尿困难，可以考虑用经尿
道前列腺切除术。切除手术除了要改善排尿困难外，还要清除细菌的温
床——前列腺结石。

结　语

　　当你读完这本书，会对前列腺更加了解。因此，你可以更好地呵护自己、爱人、父亲和儿子的前列腺。希望这本书能够解答大家对前列腺的疑惑。最后，祝大家前列腺健康！

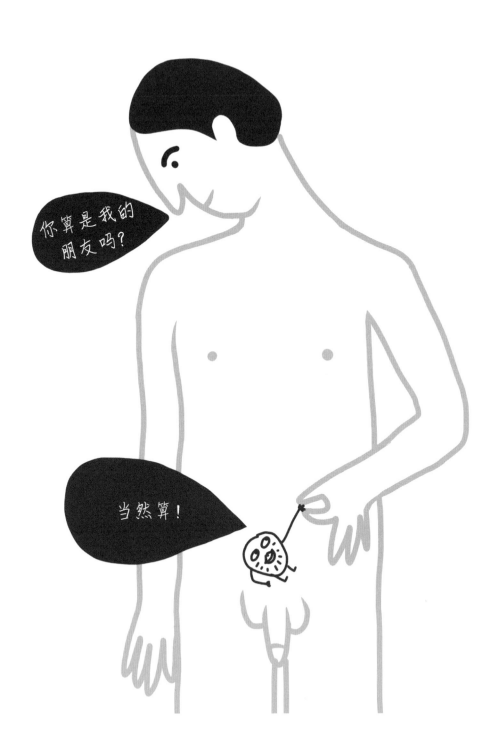

参考文献

1 STASKIN D, HERSCHORN S, FIALKOV J, et al. A prospective, double-blind, randomized, two-period crossover, multicenter study to evaluate tolerability and patient preference between mirabegron and tolterodine in patients with overactive bladder (PREFER study)[J/OL]. International Urogynecology Journal, 2018, 29(2): 273-283. DOI:10.1007/s00192-017-3377-5.

2 PARSONS J K, PIERCE J P, MOHLER J, et al. A randomized trial of diet in men with early stage prostate cancer on active surveillance: rationale and design of the Men's Eating and Living (MEAL) Study (CALGB 70807 [Alliance])[J/OL]. Contemporary Clinical Trials, 2014, 38(2): 198-203. DOI:10.1016/j.cct.2014.05.002.

3 PLATZ E A, RIMM E B, KAWACHI I, et al. Alcohol consumption, cigarette smoking, and risk of benign prostatic hyperplasia[J/OL]. American Journal of Epidemiology, 1999, 149(2): 106-115. DOI:10.1093/oxfordjournals.aje.a009775.

4 Alcool Info Service[EB/OL]. [2023-02-02]. https://www.alcool-info-service.fr/.

5 MEYER J P, GILLATT D a. Alternative medications for benign prostatic hyperplasia available on the Internet: a review of the evidence for their use[J/OL]. BJU International, 2002, 90(1): 41-44. DOI:10.1046/j.1464-410X.2002.02771.x.

6 TSAI H K, D'AMICO A V, SADETSKY N, et al. Androgen deprivation therapy for localized prostate cancer and the risk of cardiovascular mortality[J/OL]. Journal of the National Cancer Institute, 2007, 99(20): 1516-1524. DOI:10.1093/jnci/djm168.

7 SAIGAL C S, GORE J L, KRUPSKI T L, et al. Androgen deprivation therapy increases cardiovascular morbidity in men with prostate cancer[J/OL]. Cancer, 2007, 110(7): 1493-1500. DOI:10.1002/cncr.22933.

8 VAN KOTE G. [Anomalies of mullerian origin in men and prostatic anomalies][J]. Progres En Urologie: Journal De l'Association Francaise D'urologie Et De La Societe Francaise D'urologie, 2001, 11(4): 712-728.

9 PAPENBERG G, BÄCKMAN L, FRATIGLIONI L, et al. Anticholinergic drug use is associated with episodic memory decline in older adults without dementia[J/OL]. Neurobiology of Aging, 2017, 55: 27-32. DOI:10.1016/j.neurobiolaging.2017.03.009.

10 DAUPHINOT V, MOUCHOUX C, VEILLARD S, et al. Anticholinergic drugs and functional, cognitive impairment and behavioral disturbances in patients from a memory clinic with subjective cognitive decline or neurocognitive disorders[J/OL]. Alzheimer's Research & Therapy, 2017, 9(1): 58. DOI:10.1186/s13195-017-0284-4.

11 VAN DEN BERGH R C N, ESSINK-BOT M L, ROOBOL M J, et al. Anxiety and

distress during active surveillance for early prostate cancer[J/OL]. Cancer, 2009, 115(17): 3868-3878. DOI:10.1002/cncr.24446.

12 DELAVIERRE D, RIGAUD J, SIBERT L, et al. Approche symptomatique des douleurs « prostatiques » chroniques et du syndrome douloureux pelvien chronique[J/OL]. Progrès en Urologie, 2010, 20(12): 940-953. DOI:10.1016/j.purol.2010.09.018.

13 NEAD K T, GASKIN G, CHESTER C, et al. Association Between Androgen Deprivation Therapy and Risk of Dementia[J/OL]. JAMA oncology, 2017, 3(1): 49-55. DOI:10.1001/jamaoncol.2016.3662.

14 PASHOOTAN P, PLOUSSARD G, COCAUL A, et al. Association between metabolic syndrome and severity of lower urinary tract symptoms (LUTS): an observational study in a 4666 European men cohort[J/OL]. BJU International, 2015, 116(1): 124-130. DOI:10.1111/bju.12931.

15 SOLER SOLER J L, HIDALGO DOMÍNGUEZ M R, ZULUAGA GÓMEZ A, et al. [Bacterial content of the enucleated prostate gland][J]. Archivos Espanoles De Urologia, 1999, 52(8): 823-834.

16 MEARES E M, STAMEY T A. Bacteriologic localization patterns in bacterial prostatitis and urethritis[J]. Investigative Urology, 1968, 5(5): 492-518.

17 VAN LONDEN G J, LEVY M E, PERERA S, et al. Body composition changes during androgen deprivation therapy for prostate cancer: a 2-year prospective study[J/OL]. Critical Reviews in Oncology/Hematology, 2008, 68(2): 172-177. DOI:10.1016/j.critrevonc.2008.06.006.

18 CHAN E C Y, BARRY M J, VERNON S W, et al. Brief report: physicians and their personal prostate cancer-screening practices with prostate-specific antigen. A national survey[J/OL]. Journal of General Internal Medicine, 2006, 21(3): 257-259. DOI:10.1111/j.1525-1497.2006.00327.x.

19 DE Y K M, MÉTRA A. Cahier d'ostéopathie pelvi-périnéale: tests et techniques de traitement des douleurs pelvi-périnéales chroniques chez l'homme (DPPC)[M]. EDUCA Books, 2017.

20 Chaine Thermale du Soleil[EB/OL]. [2023-02-02]. https://www.chainethermale.fr/bienfaits-therapeutiques%02appareil-urinaire.

21 HANISCH L J, GEHRMAN P R. Circadian rhythm of hot flashes and activity levels among prostate cancer patients on androgen deprivation therapy[J/OL]. The Aging Male: The Official Journal of the International Society for the Study of the Aging Male, 2011, 14(4): 243-248. DOI:10.3109/13685538.2011.582528.

22 GERAMOUTSOS I, GYFTOPOULOS K, PERIMENIS P, et al. Clinical correlation of prostatic lithiasis with chronic pelvic pain syndromes in young adults[J/OL]. European Urology, 2004, 45(3): 333-337; discussion 337-338. DOI:10.1016/j.eururo.2003.09.020.

23 KLOTZ L, ZHANG L, LAM A, et al. Clinical results of long-term follow-up of a

large, active surveillance cohort with localized prostate cancer[J/OL]. Journal of Clinical Oncology: Official Journal of the American Society of Clinical Oncology, 2010, 28(1): 126-131. DOI:10.1200/JCO.2009.24.2180.

24 CRAWFORD E D, BENNETT C L, STONE N N, et al. Comparison of perspectives on prostate cancer: analyses of survey data[J/OL]. Urology, 1997, 50(3): 366-372. DOI:10.1016/s0090-4295(97)00254-9.

25 KEEHN A, LOWE F C. Complementary and alternative medications for benign prostatic hyperplasia[J]. The Canadian Journal of Urology, 2015, 22(Suppl 1): 18-23.

26 PARTIN A W, PAGE W F, LEE B R, et al. Concordance rates for benign prostatic disease among twins suggest hereditary influence[J/OL]. Urology, 1994, 44(5): 646-650. DOI:10.1016/s0090-4295(94)80197-5.

27 GONZALEZ B D, JIM H S L, DONOVAN K A, et al. Course and Moderators of Hot Flash Interference during Androgen Deprivation Therapy for Prostate Cancer: A Matched Comparison[J/OL]. The Journal of Urology, 2015, 194(3): 690-695. DOI:10.1016/j.juro.2015.03.026.

28 GRAVAS S, BACHMANN A, REICH O, et al. Critical review of lasers in benign prostatic hyperplasia (BPH)[J/OL]. BJU international, 2011, 107(7): 1030-1043. DOI:10.1111/j.1464-410X.2010.09954.x.

29 HONG S K, STERNBERG I A, KEREN PAZ G E, et al. Definitive pathology at radical prostatectomy is commonly favorable in men following initial active surveillance[J/OL]. European Urology, 2014, 66(2): 214-219. DOI:10.1016/j.eururo.2013.08.001.

30 SHOSKES D A, SHAHED A R. Detection of bacterial signal by 16S rRNA polymerase chain reaction in expressed prostatic secretions predicts response to antibiotic therapy in men with chronic pelvic pain syndrome[J]. Techniques in Urology, 2000, 6(3): 240-242.

31 ZU K, MUCCI L, ROSNER B A, et al. Dietary lycopene, angiogenesis, and prostate cancer: a prospective study in the prostate-specific antigen era[J/OL]. Journal of the National Cancer Institute, 2014, 106(2): djt430. DOI:10.1093/jnci/djt430.

32 LIU Y, HU F, LI D, et al. Does physical activity reduce the risk of prostate cancer? A systematic review and meta-analysis[J/OL]. European Urology, 2011, 60(5): 1029-1044. DOI:10.1016/j.eururo.2011.07.007.

33 LIPPMAN S M, KLEIN E A, GOODMAN P J, et al. Effect of selenium and vitamin E on risk of prostate cancer and other cancers: the Selenium and Vitamin E Cancer Prevention Trial (SELECT)[J/OL]. JAMA, 2009, 301(1): 39-51. DOI:10.1001/jama.2008.864.

34 CIPOLLA B G, MANDRON E, LEFORT J M, et al. Effect of Sulforaphane in Men with Biochemical Recurrence after Radical Prostatectomy[J/OL]. Cancer Prevention Research (Philadelphia, Pa.), 2015, 8(8): 712-719. DOI:10.1158/1940-6207.CAPR-

14-0459.

35 HELLSTROM W J G, SIKKA S C. Effects of acute treatment with tamsulosin versus
alfuzosin on ejaculatory function in normal volunteers[J/OL]. The Journal of Urology,
2006, 176(4 Pt 1): 1529-1533. DOI:10.1016/j.juro.2006.06.004.

36 ROSEN R C, FITZPATRICK J M, ALF-LIFE STUDY GROUP. Ejaculatory
dysfunction in men with lower urinary tract symptoms suggestive of benign prostatic
hyperplasia[J/OL]. BJU international, 2009, 104(7): 974-983. DOI:10.1111/j.1464-
410X.2009.08503.x.

37 HUGGINS C. Endocrine-induced regression of cancers[J/OL]. Science (New York,
N.Y.), 1967, 156(3778): 1050-1054. DOI:10.1126/science.156.3778.1050.

38 MENARD J, TREMEAUX J C, FAIX A, et al. Erectile function and sexual
satisfaction before and after penile prosthesis implantation in radical prostatectomy
patients: a comparison with patients with vasculogenic erectile dysfunction[J/OL].
The Journal of Sexual Medicine, 2011, 8(12): 3479-3486. DOI:10.1111/j.1743-6109.
2011.02466.x.

39 Gräfenberg E. The role of urethra in female orgasm[J]. The International Journal of
Sexology vol. III, no. 3: 145-148.

40 ATEYA A, FAYEZ A, HANI R, et al. Evaluation of prostatic massage in treatment
of chronic prostatitis[J/OL]. Urology, 2006, 67(4): 674-678. DOI:10.1016/
j.urology.2005.10.021.

41 BULLONES RODRÍGUEZ M Á, AFARI N, BUCHWALD D S, et al. Evidence for
overlap between urological and nonurological unexplained clinical conditions[J/
OL]. The Journal of Urology, 2013, 189(Suppl 1): S66-74. DOI:10.1016/j.juro.
2012.11.019.

42 CHOO R, KLOTZ L, DANJOUX C, et al. Feasibility study: watchful waiting
for localized low to intermediate grade prostate carcinoma with selective delayed
intervention based on prostate specific antigen, histological and/or clinical
progression[J]. The Journal of Urology, 2002, 167(4): 1664-1669.

43 WILT T J, JONES K M, BARRY M J, et al. Follow-up of Prostatectomy versus
Observation for Early Prostate Cancer[J/OL]. The New England Journal of Medicine,
2017, 377(2): 132-142. DOI:10.1056/NEJMoa1615869.

44 DOMÍNGUEZ A, GUAL J, MUÑOZ-RODRÍGUEZ J, et al. Giant Prostatic
Hyperplasia: Case Report of 3987 mL[J/OL]. Urology, 2016, 88: e3-4. DOI:10.1016/j.
urology.2015.11.016.

45 SHOSKES D A, MANICKAM K. Herbal and complementary medicine in chronic
prostatitis[J/OL]. World Journal of Urology, 2003, 21(2): 109-113. DOI:10.1007/
s00345-003-0332-5.

46 LIAO C H, KUO H C. High satisfaction with direct switching from antimuscarinics
to mirabegron in patients receiving stable antimuscarinic treatment[J/OL]. Medicine,

2016, 95(45): e4962. DOI:10.1097/MD.0000000000004962.

47 JOSEF MARX F, KARENBERG A. History of the term prostate[J/OL]. The Prostate, 2009, 69(2): 208-213. DOI:10.1002/pros.20871.

48 JHAN J H, YANG Y H, CHANG Y H, et al. Hormone therapy for prostate cancer increases the risk of Alzheimer's disease: a nationwide 4-year longitudinal cohort study[J/OL]. The Aging Male: The Official Journal of the International Society for the Study of the Aging Male, 2017, 20(1): 33-38. DOI:10.1080/13685538.2016.127 1782.

49 JØRGENSEN N, JOENSEN U N, JENSEN T K, et al. Human semen quality in the new millennium: a prospective cross-sectional population-based study of 4867 men[J/OL]. BMJ Open, 2012, 2(4): e000990. DOI:10.1136/bmjopen-2012-000990.

50 CABOT A T. II. The Question of Castration for Enlarged Prostate[J/OL]. Annals of Surgery, 1896, 24(3): 265-309. DOI:10.1097/00000658-189607000-00036.

51 MOEBUS S, HANISCH J U, AIDELSBURGER P, et al. Impact of 4 different definitions used for the assessment of the prevalence of the Metabolic Syndrome in primary healthcare:The German Metabolic and Cardiovascular Risk Project (GEMCAS)[J/OL]. Cardiovascular Diabetology, 2007, 6: 22. DOI:10.1186/1475-2840-6-22.

52 D'AMICO A V, DENHAM J W, CROOK J, et al. Influence of androgen suppression therapy for prostate cancer on the frequency and timing of fatal myocardial infarctions[J/OL]. Journal of Clinical Oncology: Official Journal of the American Society of Clinical Oncology, 2007, 25(17): 2420-2425. DOI:10.1200/JCO.2006.09.3369.

53 NEGORO H, KANEMATSU A, DOI M, et al. Involvement of urinary bladder Connexin43 and the circadian clock in coordination of diurnal micturition rhythm[J/OL]. Nature Communications, 2012, 3: 809. DOI:10.1038/ncomms1812.

54 A.-B. TONNEL, J. SCHLATTER. L'allergie au liquide séminal[J/OL]. Revue Française d'Allergologie, 2010, 1670(3): 91. DOI:10.1016/j.reval.2010.01.012.

55 USAI D, MARITAN L, SASSO G D, et al. Late Pleistocene/Early Holocene Evidence of Prostatic Stones at Al Khiday Cemetery, Central Sudan[J/OL]. PLOS ONE, 2017, 12(1): e0169524. DOI:10.1371/journal.pone.0169524.

56 Le médecin de Donald Trump révèle le secret de sa chevelure[EB/OL]//L'Express. (2017-02-02)[2023-02-02]. https://www.lexpress.fr/monde/amerique/le-medecin-de-donald-trump-revele-le-secret-de-sa-chevelure_1875373.html.

57 GACCI M, CORONA G, SEBASTIANELLI A, et al. Male Lower Urinary Tract Symptoms and Cardiovascular Events: A Systematic Review and Meta-analysis[J/OL]. European Urology, 2016, 70(5): 788-796. DOI:10.1016/j.eururo.2016.07.007.

58 PUPPO V, PUPPO G. Male vagina is a more accurate term than prostatic utricle[J/OL]. International Journal of Urology: Official Journal of the Japanese Urological

Association, 2016, 23(1): 108. DOI:10.1111/iju.12998.

59 FITZPATRICK J M, DESGRANDCHAMPS F, ADJALI K, et al. Management of acute urinary retention: a worldwide survey of 6074 men with benign prostatic hyperplasia[J/OL]. BJU international, 2012, 109(1): 88-95. DOI:10.1111/j.1464-410X.2011.10430.x.

60 LUKACS B, CORNU J N, AOUT M, et al. Management of lower urinary tract symptoms related to benign prostatic hyperplasia in real-life practice in france: a comprehensive population study[J/OL]. European Urology, 2013, 64(3): 493-501. DOI:10.1016/j.eururo.2013.02.026.

61 PARSONS J K. Modifiable risk factors for benign prostatic hyperplasia and lower urinary tract symptoms: new approaches to old problems[J/OL]. The Journal of Urology, 2007, 178(2): 395-401. DOI:10.1016/j.juro.2007.03.103.

62 OELKE M, GIULIANO F, MIRONE V, et al. Monotherapy with tadalafil or tamsulosin similarly improved lower urinary tract symptoms suggestive of benign prostatic hyperplasia in an international, randomised, parallel, placebo-controlled clinical trial[J/OL]. European Urology, 2012, 61(5): 917-925. DOI:10.1016/j.eururo.2012.01.013.

63 ROBERT G, CORNU J N, FOURMARIER M, et al. Multicentre prospective evaluation of the learning curve of holmium laser enucleation of the prostate (HoLEP) [J/OL]. BJU international, 2016, 117(3): 495-499. DOI:10.1111/bju.13124.

64 DESGRANDCHAMPS F, CORTESSE A, ROUSSEAU T, et al. Normal voiding behaviour in women. Study of the I-PSS in an unselected population of women in general practice[J]. European Urology, 1996, 30(1): 18-23.

65 DESGRANDCHAMPS F, BASTIEN L. Nutrition, suppléments alimentaires et cancer de la prostate[J/OL]. Progrès en Urologie, 2010, 20(8): 560-565. DOI:10.1016/j.purol.2010.03.010.

66 TAVERNA G, TIDU L, GRIZZI F, et al. Olfactory system of highly trained dogs detects prostate cancer in urine samples[J/OL]. The Journal of Urology, 2015, 193(4): 1382-1387. DOI:10.1016/j.juro.2014.09.099.

67 CAPOGROSSO P, VENTIMIGLIA E, CAZZANIGA W, et al. Orgasmic Dysfunction after Radical Prostatectomy[J/OL]. The World Journal of Men's Health, 2017, 35(1): 1. DOI:10.5534/wjmh.2017.35.1.1.

68 J. PELTIER, H. COPIN, L. VIART, et al. Où en est-on du point G ? Étude anatomique macroscopique et histologique fascia urétrovaginal endopelvien[J/OL]. Morphologie, 2013, 4163(318): 69. DOI:10.1016/j.morpho.2013.09.077.

69 LU-YAO G L, ALBERTSEN P C, MOORE D F, et al. Outcomes of Localized Prostate Cancer Following Conservative Management[J/OL]. JAMA, 2009, 302(11): 1202-1209. DOI:10.1001/jama.2009.1348.

70 DAVISON B J, GOLDENBERG S L. Patient acceptance of active surveillance as a

treatment option for low-risk prostate cancer[J/OL]. BJU international, 2011, 108(11): 1787-1793. DOI:10.1111/j.1464-410X.2011.10200.x.

71 ERI L M, TVETER K J. Patient recruitment to and cost of a prospective trial of medical treatment for benign prostatic hyperplasia[J/OL]. European Urology, 1992, 22(1): 9-13. DOI:10.1159/000474714.

72 GERSHMAN B, PSUTKA S P, MCGOVERN F J, et al. Patient-reported Functional Outcomes Following Open, Laparoscopic, and Robotic Assisted Radical Prostatectomy Performed by High-volume Surgeons at High-volume Hospitals[J/OL]. European Urology Focus, 2016, 2(2): 172-179. DOI:10.1016/j.euf.2015.06.011.

73 PLATZ E A, KAWACHI I, RIMM E B, et al. Physical activity and benign prostatic hyperplasia[J/OL]. Archives of Internal Medicine, 1998, 158(21): 2349-2356. DOI:10.1001/archinte.158.21.2349.

74 PARSONS J K, KASHEFI C. Physical activity, benign prostatic hyperplasia, and lower urinary tract symptoms[J/OL]. European Urology, 2008, 53(6): 1228-1235. DOI:10.1016/j.eururo.2008.02.019.

75 ALEMOZAFFAR M, REGAN M M, COOPERBERG M R, et al. Prediction of Erectile Function Following Treatment for Prostate Cancer[J/OL]. JAMA : the journal of the American Medical Association, 2011, 306(11): 10.1001/jama.2011.1333. DOI:10.1001/jama.2011.1333.

76 FREY A, PEDERSEN C, LINDBERG H, et al. Prevalence and Predicting Factors for Commonly Neglected Sexual Side Effects to External-Beam Radiation Therapy for Prostate Cancer[J/OL]. The Journal of Sexual Medicine, 2017, 14(4): 558-565. DOI:10.1016/j.jsxm.2017.01.015.

77 DESSOMBZ A, MÉRIA P, BAZIN D, et al. Prostatic stones: evidence of a specific chemistry related to infection and presence of bacterial imprints[J/OL]. PloS One, 2012, 7(12): e51691. DOI:10.1371/journal.pone.0051691.

78 NICKEL J C, ALEXANDER R, ANDERSON R, et al. Prostatitis unplugged? Prostatic massage revisited[J]. Techniques in Urology, 1999, 5(1): 1-7.

79 NICKEL J C, DOWNEY J A, NICKEL K R, et al. Prostatitis-like symptoms: one year later[J/OL]. BJU international, 2002, 90(7): 678-681. DOI:10.1046/j.1464-410x.2002.03007.x.

80 GORELICK J I, SENTERFIT L B, VAUGHAN E D. Quantitative bacterial tissue cultures from 209 prostatectomy specimens: findings and implications[J/OL]. The Journal of Urology, 1988, 139(1): 57-60. DOI:10.1016/s0022-5347(17)42292-0.

81 ROZET F, HENNEQUIN C, BEAUVAL J B, et al. Recommandations en onco-urologie 2016-2018 du CCAFU : Cancer de la prostate[J/OL]. Progrès en Urologie, 2016, 27: S95-S143. DOI:10.1016/S1166-7087(16)30705-9.

82 TSODIKOV A, GULATI R, HEIJNSDIJK E A M, et al. Reconciling the Effects of Screening on Prostate Cancer Mortality in the ERSPC and PLCO Trials[J/OL].

Annals of Internal Medicine, 2017, 167(7): 449-455. DOI:10.7326/M16-2586.

83 MISHRA V C, BROWNE J, EMBERTON M. Role of repeated prostatic massage in chronic prostatitis: a systematic review of the literature[J/OL]. Urology, 2008, 72(4): 731-735. DOI:10.1016/j.urology.2008.04.030.

84 SCHROECK F R, KRUPSKI T L, SUN L, et al. Satisfaction and regret after open retropubic or robot-assisted laparoscopic radical prostatectomy[J/OL]. European Urology, 2008, 54(4): 785-793. DOI:10.1016/j.eururo.2008.06.063.

85 CHEN Z, TOTH T, GODFREY-BAILEY L, et al. Seasonal Variation and Age-Related Changes in Human Semen Parameters[J/OL]. Journal of Andrology, 2003, 24(2): 226-231. DOI:10.1002/j.1939-4640.2003.tb02666.x.

86 CHOI H C, KWON J K, LEE J Y, et al. Seasonal Variation of Urinary Symptoms in Korean Men with Lower Urinary Tract Symptoms and Benign Prostatic Hyperplasia[J/OL]. The World Journal of Men's Health, 2015, 33(2): 81-87. DOI:10.5534/wjmh.2015.33.2.81.

87 GLASS A S, HILTON J F, COWAN J E, et al. Serial prostate biopsy and risk of lower urinary tract symptoms: results from a large, single-institution active surveillance cohort[J/OL]. Urology, 2014, 83(1): 33-38. DOI:10.1016/j.urology.2013.05.070.

88 MUNTENER M, AELLIG S, KUETTEL R, et al. Sexual function after transurethral resection of the prostate (TURP): results of an independent prospective multicentre assessment of outcome[J/OL]. European Urology, 2007, 52(2): 510-515. DOI:10.1016/j.eururo.2007.01.088.

89 SPENCE A R, ROUSSEAU M C, PARENT M É. Sexual partners, sexually transmitted infections, and prostate cancer risk[J/OL]. Cancer Epidemiology, 2014, 38(6): 700-707. DOI:10.1016/j.canep.2014.09.005.

90 HUGGINS C, HODGES C V. Studies on prostatic cancer. I. The effect of castration, of estrogen and androgen injection on serum phosphatases in metastatic carcinoma of the prostate[J/OL]. CA: a cancer journal for clinicians, 1972, 22(4): 232-240. DOI:10.3322/canjclin.22.4.232.

91 BEAUCHET O. Testosterone and cognitive function: current clinical evidence of a relationship[J/OL]. European Journal of Endocrinology, 2006, 155(6): 773-781. DOI:10.1530/eje.1.02306.

92 MUIR C S, NECTOUX J, STASZEWSKI J. The epidemiology of prostatic cancer. Geographical distribution and time-trends[J/OL]. Acta Oncologica (Stockholm, Sweden), 1991, 30(2): 133-140. DOI:10.3109/02841869109092336.

93 ZAVIACIC M, ABLIN R J. The female prostate and prostate-specific antigen. Immunohistochemical localization, implications of this prostate marker in women and reasons for using the term "prostate" in the human female[J/OL]. Histology and Histopathology, 2000, 15(1): 131-142. DOI:10.14670/HH-15.131.

94 WIMPISSINGER F, STIFTER K, GRIN W, et al. The Female Prostate Revisited:

Perineal Ultrasound and Biochemical Studies of Female Ejaculate[J/OL]. The Journal of Sexual Medicine, 2007, 4(5): 1388-1393. DOI:10.1111/j.1743-6109.2007.00542.x.

95 MCCONNELL J D, ROEHRBORN C G, BAUTISTA O M, et al. The long-term effect of doxazosin, finasteride, and combination therapy on the clinical progression of benign prostatic hyperplasia[J/OL]. The New England Journal of Medicine, 2003, 349(25): 2387-2398. DOI:10.1056/NEJMoa030656.

96 TEMML C, BRÖSSNER C, SCHATZL G, et al. The natural history of lower urinary tract symptoms over five years[J/OL]. European Urology, 2003, 43(4): 374-380. DOI:10.1016/s0302-2838(03)00084-8.

97 LEE A J, GARRAWAY W M, SIMPSON R J, et al. The natural history of untreated lower urinary tract symptoms in middle-aged and elderly men over a period of five years[J/OL]. European Urology, 1998, 34(4): 325-332. DOI:10.1159/000019749.

98 DOSANI M, MORRIS W J, TYLDESLEY S, et al. The Relationship between Hot Flashes and Testosterone Recovery after 12 Months of Androgen Suppression for Men with Localised Prostate Cancer in the ASCENDE-RT Trial[J/OL]. Clinical Oncology (Royal College of Radiologists (Great Britain)), 2017, 29(10): 696-701. DOI:10.1016/j.clon.2017.06.009.

99 MASKO E M, ALLOTT E H, FREEDLAND S J. The Relationship Between Nutrition and Prostate Cancer: Is More Always Better?[J/OL]. European urology, 2013, 63(5): 810-820. DOI:10.1016/j.eururo.2012.11.012.

100 HERCBERG S, GALAN P, PREZIOSI P, et al. The SU.VI.MAX Study: a randomized, placebo-controlled trial of the health effects of antioxidant vitamins and minerals[J/OL]. Archives of Internal Medicine, 2004, 164(21): 2335-2342. DOI:10.1001/archinte.164.21.2335.

101 EUROPEAN FOOD SAFETY AUTHORITY, EUROPÄISCHE KOMMISSION, EUROPÄISCHE KOMMISSION, et al. Tolerable upper intake levels for vitamins and minerals[M]. Parma: European Food Safety Authority, 2006.

102 TEILLAC P, DELAUCHE-CAVALLIER M C, ATTALI P. Urinary flow rates in patients with benign prostatic hypertrophy following treatment with alfuzosin. DUALF Group[J/OL]. British Journal of Urology, 1992, 70(1): 58-64. DOI:10.1111/j.1464-410x.1992.tb15665.x.

103 SACCO E, PRAYER-GALETTI T, PINTO F, et al. Urinary incontinence after radical prostatectomy: incidence by definition, risk factors and temporal trend in a large series with a long-term follow-up[J/OL]. BJU international, 2006, 97(6): 1234-1241. DOI:10.1111/j.1464-410X.2006.06185.x.

104 NORTIER J L, MARTINEZ M C, SCHMEISER H H, et al. Urothelial carcinoma associated with the use of a Chinese herb (Aristolochia fangchi)[J/OL]. The New England Journal of Medicine, 2000, 342(23): 1686-1692. DOI:10.1056/NEJM200006083422301.

105 EHRT U, BROICH K, LARSEN J P, et al. Use of drugs with anticholinergic effect and impact on cognition in Parkinson's disease: a cohort study[J/OL]. Journal of Neurology, Neurosurgery, and Psychiatry, 2010, 81(2): 160-165. DOI:10.1136/jnnp.2009.186239.

106 MARBERGER M, FREEDLAND S J, ANDRIOLE G L, et al. Usefulness of prostate-specific antigen (PSA) rise as a marker of prostate cancer in men treated with dutasteride: lessons from the REDUCE study[J/OL]. BJU international, 2012, 109(8): 1162-1169. DOI:10.1111/j.1464-410X.2011.10373.x.

107 DESCAZEAUD A, COLOBY P, DAVIN J L, e. Validation du score visuel prostatique en images SVPI dans l'évaluation des symptômes du bas appareil urinaire associés à une hyperplasie bénigne de la prostate (550 patients)[J/OL]. Progrès en Urologie, 2017, 27(3): 176-183. DOI:10.1016/j.purol.2017.01.002.

108 TUPPIN P, LEBOUCHER C, SAMSON S, et al. VERS UNE ÉVOLUTION DES PRATIQUES DE DÉTECTION ET DE PRISE EN CHARGE DU CANCER DE LA PROSTATE CHEZ LES HOMMES DE 40 ANS ET PLUS EN FRANCE (2009-2014) ?[J]. Bulletin Epidemiologique Hebdomadaire, 2016: 156-163.

109 WORLD HEALTH ORGANIZATION. WHO laboratory manual for the examination and processing of human semen[R/OL]. World Health Organization, 2010[2023-02-02]. https://apps.who.int/iris/handle/10665/44261.

图书在版编目（CIP）数据

拯救如坐针毡的男人 /（法）弗朗索瓦·德格朗尚著；
（法）美乐蒂·邓杜尔克绘；文竹译 . -- 成都：四川科
学技术出版社，2023.4
　　ISBN 978-7-5727-0944-9

Ⅰ . ①拯… Ⅱ . ①弗… ②美… ③文… Ⅲ . ①前列腺
疾病－诊疗－普及读物 Ⅳ . ① R697-49

中国国家版本馆 CIP 数据核字（2023）第 059213 号

著作权合同登记图进字 21-2022-374 号

拯救如坐针毡的男人
ZHENGJIU RUZUO ZHENZHAN DE NANREN

著　者	〔法〕弗朗索瓦·德格朗尚	绘　者	〔法〕美乐蒂·邓杜尔克
译　者	文　竹	选题策划	银杏树下
出 品 人	程佳月	出版统筹	吴兴元
责任编辑	仲　谋	编辑统筹	王　頔
助理编辑	翟博洋	特约编辑	向　楠
责任出版	欧晓春	装帧制造	墨白空间·黄怡祯
出版发行	四川科学技术出版社	版式设计	李会影

　　　　　　成都市锦江区三色路 238 号　邮政编码 610023
　　　　　　官方微博 http://weibo.com/sckjcbs
　　　　　　官方微信公众号　sckjcbs
　　　　　　传真 028-86361756

成品尺寸	143 mm×210 mm	印　张	6.75
字　数	181 千字	印　刷	雅迪云印（天津）科技有限公司
版　次	2023 年 4 月第 1 版	印　次	2023 年 6 月第 1 次印刷
定　价	68.00 元		

ISBN 978-7-5727-0944-9

邮购：成都市锦江区三色路 238 号新华之星 A 座 25 层　邮政编码：610023
电话：028-86361770